Transtorno do Espectro Autista – TEA

Manual Prático de Diagnóstico e Tratamento

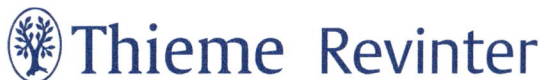

Transtorno do Espectro Autista – TEA
Manual Prático de Diagnóstico e Tratamento

Maria Augusta Montenegro
Professora-Assistente Doutora
Departamento de Neurologia
Universidade de Campinas (Unicamp)

Eloisa Helena Rubello Valler Celeri
Professora-Assistente Doutora
Departamento de Psicologia e Psiquiatria
Universidade de Campinas (Unicamp)

Erasmo Barbante Casella
Professor Livre-Docente em Neurologia
Instituto da Criança
Universidade de São Paulo (FMUSP)

Thieme
Rio de Janeiro • Stuttgart • New York • Delhi

Dados Internacionais de Catalogação na Publicação (CIP)

M777t

Montenegro, Maria Augusta
 Transtorno do Espectro Autista – TEA: Manual Prático de Diagnóstico e Tratamento/ Maria Augusta Montenegro, Eloisa Helena Rubello Valler Celeri & Erasmo Barbante Casella – 1. Ed. – Rio de Janeiro – RJ: Thieme Revinter Publicações, 2018.
 128 p.: il; 16 x 23 cm.

Inclui Índice Remissivo e Bibliografia
ISBN 978-85-5465-080-3

1. Diagnóstico. 2. Avaliação. 3. Tratamento. 4. Transtorno. I. Celeri, Eloisa Helena Rubello Valler. II. Casella, Erasmo Barbante. III. Título.

CDD: 616.89
CDU: 616-896

Nota: O conhecimento médico está em constante evolução. À medida que a pesquisa e a experiência clínica ampliam o nosso saber, pode ser necessário alterar os métodos de tratamento e medicação. Os autores e editores deste material consultaram fontes tidas como confiáveis, a fim de fornecer informações completas e de acordo com os padrões aceitos no momento da publicação. No entanto, em vista da possibilidade de erro humano por parte dos autores, dos editores ou da casa editorial que traz à luz este trabalho, ou ainda de alterações no conhecimento médico, nem os autores, nem os editores, nem a casa editorial, nem qualquer outra parte que se tenha envolvido na elaboração deste material garantem que as informações aqui contidas sejam totalmente precisas ou completas; tampouco se responsabilizam por quaisquer erros ou omissões ou pelos resultados obtidos em consequência do uso de tais informações. É aconselhável que os leitores confirmem em outras fontes as informações aqui contidas. Sugere-se, por exemplo, que verifiquem a bula de cada medicamento que pretendam administrar, a fim de certificar-se de que as informações contidas nesta publicação são precisas e de que não houve mudanças na dose recomendada ou nas contraindicações. Esta recomendação é especialmente importante no caso de medicamentos novos ou pouco utilizados. Alguns dos nomes de produtos, patentes e design a que nos referimos neste livro são, na verdade, marcas registradas ou nomes protegidos pela legislação referente à propriedade intelectual, ainda que nem sempre o texto faça menção específica a esse fato. Portanto, a ocorrência de um nome sem a designação de sua propriedade não deve ser interpretada como uma indicação, por parte da editora, de que ele se encontra em domínio público.

© 2018 Thieme Revinter Publicações Ltda.
Rua do Matoso, 170, Tijuca
20270-135, Rio de Janeiro   RJ, Brasil
http://www.ThiemeRevinter.com.br

Thieme Medical Publishers
http://www.thieme.com
Capa: Thieme Revinter Publicações
Imagem da capa: Projetado por Freepik

Impresso no Brasil por Zit Editora e Gráfica Ltda.
5 4 3 2 1
ISBN 978-85-5465-080-3

Todos os direitos reservados. Nenhuma parte desta publicação poderá ser reproduzida ou transmitida por nenhum meio, impresso, eletrônico ou mecânico, incluindo fotocópia, gravação ou qualquer outro tipo de sistema de armazenamento e transmissão de informação, sem prévia autorização por escrito.

DEDICATÓRIA

Para nossos filhos:

Caio

Beatriz

Felipe

Livia

Renata

Victoria

PREFÁCIO

A ideia da realização deste livro surgiu da necessidade de fornecer textos objetivos e práticos a médicos e residentes de Pediatria, Neurologia e Psiquiatria. Além disso, este manual é de grande utilidade para todos os profissionais que lidam com crianças com Transtorno do Espectro Autista, como professores, fonoterapeutas, psicólogos e terapeutas ocupacionais.

O tema é atual e o texto é objetivo e claro. Com este manual esperamos contribuir para o diagnóstico e tratamento das crianças com Transtorno do Espectro Autista.

Os Autores

COLABORADORES

AMILTON DOS SANTOS JÚNIOR
Professor-Assistente Doutor
Departamento de Psicologia e Psiquiatria
Universidade de Campinas (Unicamp)

CATARINA ABRAÃO GUIMARÃES
Neuropsicóloga
CEAP – Campinas

ECILA PAULA DOS MESQUITA
Fonoaudióloga
CEAP – Campinas

MAYRA BONIFÁCIO GAIATO
Psicóloga
Universidade de São Paulo (FMUSP)

SUMÁRIO

1. **INTRODUÇÃO** 1
   Erasmo Barbante Casella • Eloisa Helena Rubello Valler Celeri
   Maria Augusta Montenegro

2. **EPIDEMIOLOGIA** 5
   Amilton dos Santos Júnior

3. **ETIOLOGIA** 11
   Eloisa Helena Rubello Valler Celeri

4. **VACINAS, CASEÍNA, GLÚTEN, ETC.** 15
   Maria Augusta Montenegro • Erasmo Barbante Casella

5. **TRIAGEM E INTERVENÇÃO PRECOCE** 19
   Erasmo Barbante Casella

6. **DIAGNÓSTICO** 27
   Eloisa Helena Rubello Valler Celeri

7. **DIAGNÓSTICO DIFERENCIAL** 37
   Maria Augusta Montenegro • Eloisa Helena Rubello Valler Celeri

8. **TRANSTORNO DO ESPECTRO AUTISTA E EPILEPSIA** 45
   Maria Augusta Montenegro

9. **TRANSTORNO DO ESPECTRO AUTISTA E TRANSTORNO DO DÉFICIT DE ATENÇÃO E HIPERATIVIDADE** 51
   Erasmo Barbante Casella

10. **OUTRAS COMORBIDADES** 57
    Eloisa Helena Rubello Valler Celeri • Maria Augusta Montenegro

11. **AVALIAÇÃO NEUROPSICOLÓGICA** 65
    Catarina Abraão Guimarães

12. **FONOTERAPIA E TERAPIA OCUPACIONAL** 71
    Ecila Paula dos Mesquita • Maria Augusta Montenegro

13. **TERAPIA COMPORTAMENTAL** 79
    Mayra Bonifácio Gaiato ▪ Erasmo Barbante Casella

14. **TRATAMENTO MEDICAMENTOSO** 85
    Eloisa Helena Rubello Valler Celeri

15. **INCLUSÃO ESCOLAR** 91
    Maria Augusta Montenegro

    PERGUNTAS FREQUENTES 95

    BIBLIOGRAFIA 101

    ÍNDICE REMISSIVO 111

Transtorno do Espectro Autista – TEA

Manual Prático de Diagnóstico e Tratamento

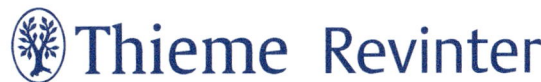

INTRODUÇÃO

Erasmo Barbante Casella
Eloisa Helena Rubello Valler Celeri
Maria Augusta Montenegro

Autismo vem da palavra grega *autos*, que significa eu mesmo, exprime a noção de próprio, de si próprio. Trata-se de um transtorno do neurodesenvolvimento caracterizado por dificuldade persistente na interação social, comunicação e presença de padrões restritivos e repetitivos (American Psychiatric Association, 2013).

A primeira descrição clássica do autismo ocorreu em 1943, quando Dr. Leo Kanner descreveu crianças com quadro de limitações sociais e emocionais, às quais ele diagnosticou como tendo síndrome de Kanner ou *early infantile autism* (Kanner, 1943). Entretanto, a história do autismo vai muito além dos anos 1940 e confunde-se com a história do déficit intelectual.

Em 1887, Dr. John Langdon Down fez a primeira descrição de crianças com deficiência intelectual grave associadas à habilidade extraordinária no campo da música, artes, matemática ou memória, às quais ele chamou de *idiot savant* (Down, 1887). Mais tarde, em 1911, Eugen Bleuler usou o termo autismo pela primeira vez para descrever sintomas de esquizofrenia caracterizados por exclusão do contato com o mundo externo, onde o paciente vive em seu próprio mundo (Bleuler, 1950).

Depois de um ano da descrição clássica de Kanner, em 1943, Hans Asperger descreveu crianças com dificuldade de comunicação não verbal, dificuldade de entender os sentimentos alheios e dificuldade motora fina. Ao contrário dos pacientes descritos por Kanner, neste caso as crianças apresentavam cognição e linguagem normais (Asperger, 1944).

O diagnóstico diferencial entre autismo de alto funcionamento e síndrome de Asperger nem sempre é claro, e as pesquisas demonstraram que o uso de um ou outro dependia muito mais do profissional do que de características distintas entre eles; além disso, os estudos de acompanhamento foram demonstrando que, a longo prazo, a evolução dos dois transtornos era a mesma.

Ao longo dos anos, várias teorias tentaram explicar a causa do autismo, incluindo a teoria clássica da "Mãe Geladeira". Esta teoria atribuía o autismo à falta de vínculo afetivo da mãe com a criança. Atualmente esta teoria não é mais aceita e hoje o autismo é considerado como sendo causado por várias etiologias genéticas e ambientais. Insultos precoces do sistema nervoso em desenvolvimento como prematuridade, complicações perinatais, uso de drogas ou álcool na gestação também podem estar associados ao autismo. Por outro lado, é preciso deixar claro que não há evidência científica de que glúten, caseína, adoçantes artificiais, deficiências vitamínicas e aspectos emocionais ou psicológicos causam autismo.

Apesar dos grandes avanços científicos das últimas décadas, ainda não existe um marcador biológico ou exames laboratoriais que confirmem o diagnóstico do autismo. Como na grande maioria dos transtornos psiquiátricos, o diagnóstico é feito com base na observação clínica, comportamental e mental do paciente.

O *Diagnostic and Statistical Manual of Mental Disorders* (DSM) tem sido uma das ferramentas mais utilizada no diagnóstico do autismo. O DSM é publicado pela Associação Americana de Psiquiatria desde 1952 e propõe critérios que facilitam e uniformizam o diagnóstico de doenças mentais. O autismo está presente em várias edições do DSM, sendo que até a sua quarta edição era subdividido em cinco condições separadas: 1. transtorno autístico; 2. síndrome de Asperger; 3. síndrome de Rett; 4. transtorno desintegrativo da infância e, 5. transtorno global ou invasivo do desenvolvimento sem outra especificação.

Finalmente, em 2013, o DSM 5 (American Psychiatric Association, 2013) propôs uma nova classificação onde o termo transtorno do espectro autista (TEA) foi sugerido como termo único que inclui as várias condições anteriormente diagnosticadas de forma separada.

A maior diferença da nova classificação do DSM 5 em relação ao DSM 4 foi que a classificação atual unificou e simplificou os critérios na tentativa de facilitar o diagnóstico. Além disso, a tríade anteriormente necessária para o diagnóstico do TEA passou a conter apenas dois critérios: 1. dificuldades sociais e de comunicação e 2. comportamentos repetitivos e interesses restritos, fixos e intensos (Quadro 1-1).

O DSM 5 também acrescentou especificadores para o TEA (com ou sem comprometimento intelectual concomitante, com ou sem comprometimento da linguagem concomitante; associado a alguma condição médica ou genética conhecida; associado a outro transtorno do neurodesenvolvimento, mental ou comportamental). Além disso, acrescentou os especificadores de gravidade (nível 1 – exigindo apoio; nível 2 – apoio substancial e nível 3 – apoio muito substancial).

O TEA mantém-se como um dos grandes desafios diagnósticos e terapêuticos da medicina atual. Nos próximos capítulos discutiremos vários aspectos do TEA, principalmente sua epidemiologia, etiologia, diagnóstico, diagnóstico diferencial e tratamento.

Quadro 1-1. Características Frequentemente Presentes em Crianças com TEA

Dificuldades Sociais e de Comunicação*	Interesses Restritos e Repetitivos
• Dificuldade para estabelecer conversa • Dificuldade para iniciar interação social • Dificuldade em demonstrar emoções • Prefere ficar sozinho • Pouco contato visual • Linguagem corporal pobre • Pouca expressão facial • Não entende linguagem corporal ou facial • Dificuldade para entender ironia ou piadas	• Estereotipias motoras • Alinhar objetos • Ecolalia • Sofrimento extremo frente às mudanças • Dificuldade com transições • Padrões rígidos de pensamento • Interesse extremo ou restrito a um assunto • Rituais de saudação • Necessidade de fazer o mesmo caminho • Hipo ou hiper-reatividade a estímulos sensoriais • Cheirar ou tocar objetos • Apego incomum a determinado objeto • Recusa de determinados alimentos

*Modificado de DSM 5 (American Psychiatric Association, 2013)

EPIDEMIOLOGIA

CAPÍTULO 2

Amilton dos Santos Júnior

A frequência de pessoas com transtorno do espectro autista (TEA) vem aumentando de forma constante desde a realização do primeiro estudo epidemiológico publicado em 1966, por Victor Lotter. Naquele estudo, identificou-se que 4,1 a cada 10.000 indivíduos no Reino Unido tinham TEA (Lotter, 1966).

Posteriormente, a frequência do TEA foi estimada entre 0,62 a 0,7% da população, tanto por estudos que incluíram crianças como em outros que avaliaram apenas indivíduos adultos (Baron-Cohen, 2000). Em inquéritos de larga escala realizados nos últimos anos, todavia, as estimativas aumentaram para entre 1 e 2% da população (Lai *et al.*, 2013).

O Centers for Disease Control and Prevention's Autism and Developmental Disabilities Monitoring Network refere que estudos que requerem avaliação diagnóstica mais detalhada e critérios diagnósticos mais recentes estimam que nos Estados Unidos a frequência de TEA é ainda maior, variando entre 1 a cada 68 a 1 a cada 88 crianças. Esta frequência ocorre em todos os grupos étnicos, raciais e socioeconômicos (Harrington & Allen, 2014).

Parte desse aumento provavelmente é resultado de mudanças nos critérios diagnósticos, que se tornaram mais abrangentes ao longo das últimas décadas. Além disso, a identificação de sintomas do TEA em indivíduos com bom ou alto funcionamento cognitivo melhorou muito. Nos Estados Unidos, esse aumento foi mais proeminente em populações hispânicas e afrodescendentes (Harrington & Allen, 2014).

Outro aspecto importante é o fato de que até recentemente muitas pessoas com TEA e deficiência intelectual recebiam apenas o diagnóstico da segunda condição (Lai *et al.*, 2013).

Comparações de estudos em diferentes países e populações são difíceis, pois as pesquisas variam em número de indivíduos estudados, critérios de inclusão, taxas de participação, instrumentos de pesquisa utilizados, conscientização da população sobre a condição e critérios de prejuízo funcional (Fombonne, 2009; Fuentes *et al.*, 2014). Por exemplo, ao incluir nos estudos crianças em educação regular com sintomas autísticos, mas sem necessidade de adaptações pedagógicas, a prevalência pode ser até três vezes maior (Apostolou & Hochedlinger, 2011; Fombonne, 2009; Kim *et al.*, 2011).

A variedade de apresentações clínicas, a ocorrência de comorbidades com outras condições e a não especificidade de fatores moleculares associados são outros fatores de confusão que também precisam ser considerados na avaliação sobre a real prevalência do TEA (Polyak, Kubina, & Girirajan, 2015).

A despeito de diferenças na quantidade, qualidade e desenho de estudos em diferentes regiões geográficas, a prevalência continuou a aumentar nos últimos 25 anos, particularmente em indivíduos sem deficiência intelectual. Isso ocorreu mesmo quando as pesquisas usavam os critérios da quarta edição revisada do Manual Diagnóstico e Estatístico de Transtornos Mentais (DSM-IV; American Psychiatric Association, 2000) que são menos abrangentes que os critérios atuais da quinta versão do manual (American Psychiatric Association, 2013).

Embora não seja possível excluir que esse aumento possa se dever a um incremento em fatores de risco, ele provavelmente também é causado pela melhor conscientização, reconhecimento sobre a condição e documentação do diagnóstico. Considerando-se todos esses fatores, permanece a questão se também houve aumento real de pessoas com TEA, ou apenas se mais pessoas com a condição passaram a ser identificadas.

FREQUÊNCIA DO TEA NOS PAÍSES EM DESENVOLVIMENTO

A despeito de iniciativas internacionais recentes, pouco ainda se sabe sobre a prevalência do TEA em países em desenvolvimento, incluindo a América Latina, Oriente Médio, África e Ásia. A dificuldade em se obter dados robustos está associada à falta de serviços especializados e às inúmeras barreiras à realização de pesquisas, dentre as quais a carência de profissionais especializados e de instrumentos padronizados para avaliação e diagnóstico (Elsabbagh *et al.*, 2012).

Embora tenham ocorrido melhorias na qualidade dos estudos em todo o mundo, estas não foram uniformes. A maioria dos estudos ainda se concentra na Europa e nos Estados Unidos e isso pode contribuir para o registro de taxas mais baixas nos países em desenvolvimento, em que há menos serviços e a identificação costuma ser mais tardia.

A prevalência atual de TEA é descrita em torno de 6,4 a cada 10.000 crianças na China (Fuentes *et al.*, 2014; Li *et al.*, 2011) e 27,2 a cada 10.000 no Brasil (Paula *et al.*, 2011). Ambos estudos mostram frequência mais baixa do que a encontrada nos países desenvolvidos.

Praticamente não há estudos epidemiológicos na África subsaariana e os estudos menores em países africanos tendem a considerar apenas populações que também têm deficiência intelectual (Bello-Mojeed *et al.*, 2014). Sabe-se, entretanto, que houve aumento do diagnóstico entre filhos de mães ugandenses (Fuentes *et al.*, 2014; Gillberg, 1995) e de mães somalis que vivem na Suécia (Barnevik-Olsson *et al.*, 2008).

DIFERENÇAS ENTRE OS SEXOS

Nos primeiros estudos, a prevalência do TEA se mostrava cerca de 4 a 5 vezes mais comum no sexo masculino. A diferença, entretanto, parece menos pronunciada quando deficiência intelectual também está presente (Lai *et al.*, 2013).

Pesquisas mais atuais, com análises de estudos populacionais de grande escala, apontam para uma frequência de autismo duas a três vezes maior no sexo masculino, independentemente do nível intelectual. Nos Estados Unidos, o Center for Disease Control and Prevention's Autism and Developmental Disabilities Monitoring Network estima uma frequência de 1 indivíduo com TEA a cada 54 (sexo masculino) e 1 a cada 252 (sexo feminino; Harrington & Allen, 2014). Na Coreia do Sul, a frequência estimada é de 3,7% entre crianças do sexo masculino e de 1,5% nas do sexo feminino (Kim *et al.*, 2011).

Há que se considerar, entretanto, que o reconhecimento possa ser menor e mais tardio entre meninas, principalmente naquelas de alto funcionamento cognitivo. Estereótipos de gênero e critérios diagnósticos de comportamentos mais facilmente identificados no sexo masculino podem estar envolvidos nessa diferença. Isso ocorre porque muitas vezes podem ser necessários mais problemas comportamentais ou problemas cognitivos para que as meninas sejam diagnosticadas (Dworzynski *et al.*, 2012).

Mesmo levando-se em conta os fatores acima mencionados, a predominância masculina é um achado consistente e de implicações etiológicas. Pode ser que ocorram fatores de proteção específicos ao sexo feminino e que meninas precisem de maior carga de fatores genéticos e ambientais para alcançar o limite do diagnóstico. Isso significaria que parentes de pessoas do sexo feminino com TEA teriam maior risco de também terem TEA, ou traços autistas, que parentes de pessoas com TEA do sexo masculino (Robinson *et al.*, 2013).

Fatores de risco específicos do sexo masculino também podem aumentar essa suscetibilidade. Além disso, fatores genéticos, endocrinológicos e ambientais podem atuar de forma distinta dependendo do sexo do paciente (Werling & Geschwind, 2015).

FATORES DE RISCO E DE PROTEÇÃO

Embora diversos fatores de risco para o TEA tenham sido apontados, nenhum deles isoladamente se provou necessário ou suficiente para causar a condição. A compreensão das relações entre genética e meio ambiente no desenvolvimento do TEA ainda estão em fase bastante inicial (Sandin *et al.*, 2012).

Sabe-se, entretanto, que idades materna e paterna avançadas, quando da gestação, são um fator de risco consistente. Mutações em células reprodutivas, principalmente na linhagem paterna, poderiam estar relacionadas com o TEA. Embora mais estudos sejam necessários, genitores com traços autistas podem ter tendência a ter filhos em idades mais avançadas. Isso poderia ser outro fator a explicar parte dos casos de associação entre maior idade parental na gestação e ocorrência de TEA entre seus filhos ou filhas (Hultman *et al.*, 2011; Sandin *et al.*, 2012).

Em cidades em que muitos empregos são do setor de tecnologia e informação, a ocorrência do TEA é cerca de duas vezes maior do que o esperado na população geral. Além disso, pais de crianças com TEA podem ter mais habilidades em ciências exatas do que pais de crianças sem essa condição (Roelfsema *et al.*, 2012)

Complicações obstétricas e exposição a produtos químicos durante a gestação podem estar relacionados com a maior ocorrência do TEA (Levine *et al.*, 2018). Já no período perinatal, a melhora na assistência neonatal permitiu o aumento da sobrevivência de bebês prematuros e de baixo peso ao nascer, aumentando o número de crianças com chance de ter sintomas do TEA.

Não há evidências de que a vacina de sarampo, caxumba e rubéola cause TEA, nem vacinas contendo o conservante, tiomersal ou timerosal, nem vacinações repetidas. Outro mito descartado como causa possível de TEA é a falta de expressão de afetividade pelos pais (mito das "mães e pais geladeiras"). As dificuldades no reconhecimento, entendimento e compartilhamento de emoções das crianças com TEA por seus cuidadores são inerentes aos sintomas da doença, e não consequência das atitudes dos cuidadores (Madsen *et al.*, 2002; Parker *et al.*, 2004).

O risco de recorrência de TEA em irmãos de indivíduos com TEA é alto, variando em torno de 2-8%. O risco é mais alto quanto mais grave forem os sintomas do TEA. Muitos estudos com pares de gêmeos mostram a importância de fatores genéticos, sendo mais comum a ocorrência de TEA em ambos os irmãos se eles forem gêmeos univitelinos. Os fatores genéticos, todavia, não são específicos para TEA, mas podem estar envolvidos também em outras condições neuropsiquiátricas: irmãos gêmeos univitelinos de indivíduos com TEA também têm chance aumentada de terem transtorno de déficit de atenção e hiperatividade, transtorno de tiques e transtorno do desenvolvimento da coordenação (Chaste & Leboyer, 2012).

ETIOLOGIA

CAPÍTULO 3

Eloisa Helena Rubello Valler Celeri

O transtorno do espectro autista (TEA) é um transtorno do neurodesenvolvimento com alta herdabilidade (entre 80 e 90%; Ronald & Hoekstra, 2011). Apesar dos grandes progressos já realizados, ainda conhecemos pouco sobre seus mecanismos precisos e sobre sua etiologia.

O reconhecimento de que fatores neurológicos estavam associados a este transtorno começaram a aparecer na literatura médica a partir da década de 1960, com uma série de publicações descrevendo a presença de anormalidades no eletrencefalograma (EEG) e a coocorrência de crises convulsivas, deficiência intelectual e a presença de deficiências no nível fonológico receptivo e expressivo em parte das crianças com diagnóstico precoce de TEA, apontando para a existência de fatores neurobiológicos na etiologia do TEA (Fuentes *et al.*, 2014).

Além dos fatores neurobiológicos, também há evidências de fatores genéticos, pois há alto risco de recorrência de TEA em irmãos (2 a 10%), com taxas que podem chegar a 18,7% se amplo espectro de comprometimentos for considerado. As taxas de concordância em gêmeos monozigóticos estão entre 36 a 96%, e em gêmeos dizigóticos pode chegar a 27% (Folstein & Rutter, 1977; Ozonoff *et al.*, 2004).

Hoje está claro que múltiplos genes estão envolvidos no TEA. Estudos envolvendo genoma, citogenética e avaliação de genes candidatos mostram que tanto genes comuns (presentes em > 5% da população geral) quanto variações genéticas raras, mutações e variantes genéticas transmitidas pelos pais estão associadas ao TEA. Atualmente, o maior foco das pesquisas é a identificação de interações específicas entre os genes e o ambiente, já que as taxas de concordância entre gêmeos monozigóticos não são de 100%.

Estudos de neuroanatomia e de ressonância magnética estrutural sugerem que diversos sistemas neurais distribuídos por todo sistema nervoso central são afetados. Além disso, achados revelam, de forma consistente, aumento do volume cerebral às custas tanto de substância branca quanto cinzenta e alargamento de ventrículos (Courchesne *et al.*, 2007).

Evidências de estudos neurofisiológicos e de neuroimagem funcional, neuroimagem estrutural, genética molecular e processamento de informações têm levantado a hipótese de que o TEA está associado à alteração nas redes neurais (Lai *et al.*, 2013).

A ressonância magnética funcional tem identificado que uma série de regiões do cérebro, incluindo córtex pré-frontal medial, sulco temporal superior, junção temporoparietal, amigdala e giro fusiforme estão hipoativas em indivíduos com TEA durante tarefas nas quais percepção e cognição sociais são usadas (Lai *et al.*, 2013). Isso sugere um desenvolvimento atípico do assim chamado cérebro social. Entretanto, as estruturas cerebrais não funcionam separadamente, sendo também importante compreender como estas estruturas interagem com todo o sistema neural.

Estudos de neuroimagem também têm demonstrado que os circuitos frontoparietoestriatal parecem estar envolvidos nas disfunções executivas de pacientes com TEA, e melhor compreensão destas disfunções poderá levar à compreensão de aspectos como estereotipias, comportamentos repetitivos e deficiências na comunicação social do autismo.

Achados neuroanatômicos frequentes no TEA são o crescimento precoce generalizado do cérebro entre 6 e 24 meses, alterações na substância cinzenta (amígdala, hipocampo e pré-cúneo) e substância branca, além de redução no volume do corpo caloso. Muitos destes achados são idade dependentes, sugerindo a importância do neurodesenvolvimento no TEA (Lai *et al.*, 2013).

Um dos achados neuroquímicos mais frequentemente replicados nas pesquisas com TEA tem sido o de níveis periféricos elevados do neurotransmissor serotonina, porém o significado deste achado permanece não explicado (Anderson *et al.*, 1989). O papel da dopamina tem sido investigado em razão de os sintomas de hiperatividade, maneirismos e estereotipias apresentarem resposta positiva ao uso de antipsicóticos (King *et al.*, 2009). O papel de alterações do sistema imune em alguns casos de TEA também não está descartado (Goines *et al.*, 2011).

Vários fatores de risco associados ao TEA têm sido identificados, entretanto, nenhum se mostrou necessário ou suficiente para o desenvolvimento do TEA. Os fatores de risco mais importantes são (NICE, 2011):

- Ter um irmão com TEA.
- História parental de esquizofrenia, psicose, transtorno do humor ou outro transtorno mental.
- Idade materna ou paterna > 40 anos.
- Peso ao nascer < 2.500 g.
- Prematuridade (< 35 semanas).
- Necessidade de internação em UTI neonatal.
- Presença de malformações congênitas.

Fatores epigenéticos (modificações das funções genéticas herdadas, sem alteração na sequência do DNA) também parecem ter um papel na etiologia do TEA, sendo esta também uma linha de pesquisa bastante promissora. Além disso, é importante ressaltar que não há evidência de que a vacina tríplice (MMR), outra vacina ou componentes de vacinas possam causar TEA (Madsen et al., 2002).

Apesar de um grande conhecimento adquirido em pouco tempo, muito ainda há para se conhecer sobre os processos cognitivos, neurobiológicos, genético e sobre a forma como fatores ambientais interagem com os genes causando este conjunto de transtornos do neurodesenvolvimento que hoje denominamos TEA.

VACINAS, CASEÍNA, GLÚTEN, ETC.

CAPÍTULO 4

Maria Augusta Montenegro
Erasmo Barbante Casella

Até o momento, não há tratamento específico ou cura para transtorno do espectro autista (TEA). Atualmente a base da terapêutica do TEA é direcionada, primariamente, aos sintomas, sendo psicoterapia comportamental, fonoterapia e terapia ocupacional as principais ferramentas utilizadas.

Por não haver um medicamento específico, vários tratamentos alternativos têm sido propostos como ferramenta adjuvante no tratamento do TEA. Os mais populares são as dietas e suplementações vitamínicas. Além disso, as vacinas têm sido erroneamente associadas ao TEA, o que faz com que algumas famílias optem por não vacinar seus filhos devido ao medo de as vacinas desencadearem ou agravarem a doença.

Atualmente, uma das propostas mais difundidas é a dieta sem glúten ou caseína. Glúten é a proteína do trigo, cevada e centeio. Aveia não tem glúten, mas frequentemente deve ser excluída da dieta sem glúten por conta da contaminação cruzada com outros grãos durante a colheita e armazenamento. Caseína é encontrada, principalmente, em laticínios.

Muitas famílias procuram auxílio médico para investigar se a criança com TEA apresenta alguma intolerância alimentar; entretanto, mesmo quando não há evidências de alergia ou doença autoimune (doença celíaca), muitos optam por iniciar a dieta sem glúten ou caseína.

Apesar de não haver evidência científica suficiente que comprove a eficácia da dieta sem glúten ou caseína, algumas famílias referem melhora dos sintomas do TEA após o início da dieta.

A dieta sem glúten ou caseína inclui alimentos integrais, menos industrializado e com mais frutas e verduras. A grande maioria das pessoas sentir-se-á melhor com a mudança de uma dieta rica em gordura, açúcar e produtos industrializados (alimentação padrão no ocidente) para uma dieta rica em fibras, vegetais, com menos açúcar e gordura. Paralelamente à dieta, a criança com TEA geralmente faz uma série de terapias que certamente contribuem para a melhora dos sintomas. Além disso, há o efeito placebo. Portanto, é difícil definir se a melhora referida é realmente ocasionada pela ausência do glúten ou caseína!

Mas se não há evidência científica suficiente, por que fazer uma dieta tão restritiva? A resposta não é simples, pois devemos levar em consideração a angústia e disposição da família em fazer o que for preciso para que o paciente melhore. Muitas famílias acham que se a dieta não vai fazer bem, mal também não fará. Então, por que não tentar? Entretanto, estamos falando de uma dieta extremamente restritiva, oferecida a uma criança que muitas vezes apresenta restrições alimentares associadas ao TEA. Portanto, a alimentação da criança com TEA pode tornar-se um grande desafio e motivo de estresse para muitos pacientes. Além disso, sem a supervisão de um nutricionista, a dieta sem glúten e caseína pode ser pobre em proteínas, vitamina D, cálcio, etc.

Além das dietas restritivas, a suplementação alimentar tem sido considerada como opção no tratamento do TEA. Ao contrário do proposto pelas dietas, onde se deve retirar alimentos e substâncias supostamente nocivas para crianças com TEA, a ideia da suplementação seria de que alguns dos sintomas do TEA (ou mesmo a própria doença) poderiam ser revertidos com a suplementação de determinadas substâncias. As reposições frequentemente recomendadas são ômega 3, piridoxina e magnésio.

Ômega 3 é um ácido graxo essencial para o desenvolvimento das pessoas. Ele é chamado de essencial porque o nosso corpo não o produz; portanto, a dieta é a única fonte de ômega 3. Ele está presente, principalmente, em óleos de peixe e linhaça. Recentemente, vários estudos têm tentado estabelecer os benefícios da suplementação oral de ômega 3 e vários relatos descrevem benefícios para o coração, sistema circulatório, asma, câncer, diabetes, diminuição dos níveis de colesterol e triglicérides, etc.

Alguns sintomas do TEA têm sido parcialmente atribuídos à deficiência de ômega 3. Entretanto, até o momento não há evidência suficiente que comprove a eficácia da suplementação de ômega 3 em crianças com TEA (James *et al.*, 2011; Sathe *et al.*, 2017)

Piridoxina (vitamina B6) é uma vitamina encontrada em aves, peixe, frutas e legumes. Classicamente é utilizada no tratamento de várias doenças, como anemia sideroblástica, epilepsia dependente de piridoxina, algumas doenças metabólicas/mitocondriais, associada à isoniazida no tratamento de tuberculose, etc.

Além disso, suplementação de piridoxina também está indicada para pacientes com deficiência desta vitamina. Deficiência de piridoxina causa várias alterações, principalmente doenças hematológicas, dermatológicas e neurológicas.

Alguns estudos sugerem que suplementação de piridoxina possa melhorar alguns sintomas do TEA; entretanto, não há evidência suficiente que corrobore a utilização sistemática da piridoxina no tratamento desta doença.

Talvez pela falta de outras opções terapêuticas, muitas famílias optam por utilizar esta suplementação no tratamento de seus filhos com TEA. Talvez o fato de a piridoxina ser uma vitamina faça com que o risco de possíveis efeitos colaterais seja subestimado. As doses preconizadas para suplementação no TEA são muito maiores do que as doses diárias recomendadas para pessoas com nível normal de piridoxina, e doses excessivas (ou uso crônico) podem causar polineuropatia periférica.

Outras vitaminas também têm sido preconizadas no tratamento do TEA. Atualmente já há evidência científica mostrando que o uso das vitaminas A e D em pacientes com TEA não são eficazes. Além disso, estas duas vitaminas podem apresentar toxicidade quando utilizadas em doses errôneas, com efeitos colaterais graves.

O magnésio também tem sido indicado com alguma frequência em pacientes com TEA, também sem evidências científicas suficientes. Destacamos que as prescrições de fórmulas com magnésio ainda podem conter erros na manipulação da substância, causando efeitos colaterais graves.

A oxitocina surgiu com grande expectativa para os pacientes com TEA, atuando na melhora do comportamento social. Teve grande divulgação na mídia e vários estudos apontaram resultados benéficos. Entretanto, estudos científicos mais adequados, do tipo duplo-cego, randomizados não mostraram resultados decididamente benéficos para as crianças com TEA.

O uso da quelação de metais pesados (principalmente mercúrio) na terapia do TEA também tem sido indicado por alguns, mas esta terapia deve ser proscrita nestes casos por ausência de comprovação científica e, principalmente, pelos riscos de efeitos colaterais como arritmias, anemia aplástica, hipocalcemia e insuficiência renal. O Instituto Nacional de Saúde dos EUA decidiu pela suspensão da pesquisa de tratamento com quelação, após ter ocorrido um caso de óbito (Levy & Hyman; 2015).

Além das dietas e suplementações alimentares, as vacinas também têm sido alvo de várias controvérsias associadas ao TEA. Apesar de estar claro que as vacinas não causam nem agravam o TEA (Taylor *et al.*, 2014), algumas pessoas ainda acreditam que isso possa ocorrer.

A razão da associação entre TEA e vacinas é explicada pelo estudo publicado pelo Dr. Wakefield no Lancet, em 1998 (Wakefield *et al.*, 1998). Neste artigo, os autores estabeleceram uma relação causal entre a vacina MMR (*measles, mumps and rubella*) e o TEA; entretanto, mais de uma década depois os editores do jornal Lancet decidiram que os dados publicados não eram suficientes para que a associação causal entre TEA e vacinas fosse estabelecida.

Infelizmente, muitas famílias ainda não vacinam seus filhos por medo de que as vacinas possam desencadear TEA. Isto é particularmente frequente em famílias com crianças diagnosticadas com TEA, que vacinam menos seus filhos subsequentes (Glickman *et al.*, 2017).

Concluindo, o tratamento do TEA continua sendo um desafio para as famílias, mesmo quando é possível o acesso a profissionais experientes e às terapias indicadas. Atualmente não há evidência suficiente para que dietas ou suplementações vitamínicas sejam utilizadas no tratamento do TEA (Sathe *et al.*, 2017). Além disso, todas as vacinas são seguras e não causam ou agravam o TEA (Taylor *et al.*, 2014).

A utilização de tratamentos alternativos é muito comum em pacientes com TEA, ocorrendo em mais de 80% dos casos. Pela ausência de bases científicas, riscos de efeitos colaterais, além de gastos desnecessários, a orientação das famílias com filhos com TEA deve incluir a abordagem sobre risco e benefício dos tratamentos alternativos.

TRIAGEM E INTERVENÇÃO PRECOCE

Erasmo Barbante Casella

Nos últimos anos tem aumentado muito o diagnóstico do transtorno do espectro autista (TEA), todavia ainda ocorre com frequência um atraso entre o momento das primeiras preocupações dos pais e o diagnóstico e início de um tratamento adequado. (MacDonald, 2014)

Escalas de triagem diagnóstica têm sido propostas com o objetivo de se evitar esta situação. Baron-Cohen *et al.* desenvolveram a primeira escala de triagem – Checklist for Autism in Toddlers (CHAT; Baron-Cohen *et al.*, 2000) e, desde então, mais de 20 instrumentos de triagem para TEA foram publicados.

Escalas de triagem permitem a detecção de distúrbios que poderiam não ser suspeitados. Estas escalas não são instrumentos diagnósticos, mas permitem que os pacientes com risco de determinada condição possam ser encaminhados precocemente para uma investigação mais especializada.

Estes instrumentos de triagem podem ser aplicados em crianças com atraso na comunicação verbal ou não verbal ou em situações de regressão da linguagem ou das habilidades sociais.

Destacamos que as escalas de triagem podem implicar em falsos positivos (casos que não terão confirmado o diagnóstico de TEA) ou mesmo falsos negativos (que poderão ser identificados posteriormente como TEA). Para diminuir o risco desta última possibilidade, devemos considerar a possibilidade de negação por parte dos pais diante da possibilidade de TEA, atenuando a intensidade das respostas.

Além disso, é importante a observação durante a consulta dos comportamentos da criança e, ainda, o questionamento de outros contatos da criança, como a escola, por exemplo, a respeito das atitudes do paciente.

Quatro escalas de triagem têm sido as mais utilizadas na maioria dos países. Elas abordam idades diferentes e serão destacadas neste texto (Quadro 5-1):

1. Modified Checklist for Autism in Toddlers (M-CHAT).
2. Escala de Pontuação para Autismo na Infância - *Childhood Autism Rating Scale* (CARS).
3. *Childhood Autism Spectrum Disorders Test* (CAST).
4. Questionário de Comunicação Social (SCQ).

A aplicação destas escalas é relativamente fácil, podendo ser efetuada em curto espaço de tempo e não necessita de um treinamento prolongado.

A Academia Americana de Pediatria (AAP) recomenda que seja efetuada a triagem para TEA em todas as crianças aos 18 e 24 meses de idade, com base no fato da frequência deste distúrbio na população e também na resposta destas crianças à intervenção mais precoce. A AAP indica que as crianças que pontuarem como positivas devem ser imediatamente encaminhadas para avaliação mais especializada. No caso

Quadro 5-1. Ferramentas mais Utilizadas para Triagem do TEA

Ferramenta de Triagem	Idade para Ser Aplicada	Número de Itens Avaliados	Observações
M-CHAT	16 a 30 meses	23	Ideal para triagem inicial, recomendada para toda criança com 18 e 24 meses
CARS	3 a 17 anos	15	Diferencia entre leve, moderado e grave
CAST	4 a 11 anos	37	Em processo de validação no Brasil
SCQ	A partir dos 4 anos	40	Padrão ouro para diagnóstico e pesquisa

Modified Checklist for Autism in Toddlers (M-CHAT); Escala de Pontuação para Autismo na Infância - Childhood Autism Rating Scale (CARS); Childhood Autism Spectrum Disorders Test (CAST); Questionário de Comunicação Social (SCQ); Transtorno do Espectro Autista (TEA)

de confirmação do diagnóstico de TEA, deve-se iniciar o tratamento e orientação genética, explicando sobre os riscos de nova gestação.

A M-CHAT (Anexo) pode ser utilizada em crianças de 16 a 30 meses de idade, sendo a escala indicada pela AAP nas idades citadas anteriormente. A M-CHAT foi desenvolvida a partir da CHAT, tendo sido aumentado o número de itens avaliados de 14 para 23 com respostas sim ou não. Nove dos itens são relatados pelos pais e cinco por observação direta. Foi validada em 2011, no Brasil, por Losapio e Pondé. Crianças que apresentam falhas em 3 itens ou 2 itens críticos devem ser encaminhadas para uma avaliação especializada (Anexo).

A CARS, validada para o Português por Pereira *et al.*, é para crianças de 3 a 17 anos de idade, além de corresponder a um instrumento de triagem, permite a distinção em casos leves, moderados e graves. É uma escala com 15 itens que avalia reações pessoais, imitação, resposta emocional, uso corporal, uso de objetos, resposta a mudanças, resposta visual, resposta auditiva, resposta e uso do paladar, olfato e tato, medo ou nervosismo, comunicação verbal, comunicação não verbal, nível de atividade, nível e consistência da resposta intelectual e impressões gerais. Os escores de cada domínio variam de 1 (dentro dos limites da normalidade) a 4 (sintomas autistas graves). A pontuação varia de 15 a 60 e o ponto de corte para TEA é 30 (Pereira *et al.*, 2008).

A CAST, também idealizada por Baron-Cohen e equipe, pode ser aplicada em crianças de 4 a 11 anos de idade. São avaliadas as respostas a 37 questões, com escore máximo de 31. O questionário é considerado positivo quando ocorrer um escore ≥ 15 (Scott *et al.*, 2002). A validação desta escala para o Brasil está sendo realizada na Universidade de São Paulo.

O Questionário de Comunicação Social (Social Communication Questionnaire) – SCQ, validado no Brasil por Sato e Mercadante, foi desenvolvido a partir do Autism Diagnostic Interview, Revised (ADI-R), um dos instrumentos considerados padrão-ouro para diagnóstico de TEA e utilização em pesquisas (Sato *et al.*, 2009). Pode ser utilizado em pacientes a partir dos 4 anos de idade, com base em questões respondidas pelos pais. São 40 itens com respostas do tipo sim ou não, e o ponto de corte corresponde a ≥ 15. Apresenta sensibilidade de 85% e especificidade de 75% para o diagnóstico de TEA de acordo com ADI-R (Sato *et al.*, 2009).

Em qualquer avaliação de uma criança com suspeita de TEA, independente do uso das escalas de triagem, deve ser efetuado uma avaliação detalhada sobre sintomas e sinais que possam sugerir o diagnóstico. Sempre que possível deve-se assistir vídeos caseiros de atividades da criança.

Podem ser utilizados os critérios do DSM-5, mas devemos estar atentos que movimentos estereotipados podem aparecer mais tardiamente e que a ausência dos mesmos não deve ser motivo para atrasar uma eventual intervenção terapêutica precoce (Tuchman & Rapin, 2006).

Dependendo da idade, casos mais leves de TEA ou crianças com melhor capacidade cognitiva podem passar despercebidos pelas avaliações com uso de escalas. Portanto, os profissionais devem estar atentos e pesquisar de modo ativo a presença de sinais de alerta.

Assim que o diagnóstico de TEA é efetuado (ou mesmo em pacientes que apresentam sinais e sintomas compatíveis com o quadro, mas ainda não têm diagnóstico de certeza) devemos iniciar imediatamente

Quadro 5-2. Sinais e Sintomas que Sugerem o Quadro de TEA

A) Preocupações dos familiares sobre habilidades sociais • Não desvia o olhar para a voz da mãe após 7 meses de idade • Não coordena atenção com a de outra pessoa em resposta a algum objeto após 12 meses de idade • Não procura ou responde à reação emocional dos pais ou contactantes após 12 meses de idade • Não procura aprovação do olhar materno após 12 meses de idade • Não mostra objetos para o cuidador após 12 meses de idade • Não dá tchau após 12 meses de idade • Não realiza jogos imaginativos, como alimentar uma boneca ou fazer café após 18 meses de idade • Não conforta outra pessoa após 24 meses de idade
B) Preocupações dos familiares sobre alterações da linguagem • Não apresenta lalação após 9 meses de idade • Não aponta para demonstrar interesse após 12 meses de idade • Não segue a direção do dedo da mãe ao apontar um brinquedo na estante após 12 meses de idade • Não atende ao nome após 12 meses de idade • Não apresenta uma palavra após 16 meses de idade • Não apresenta frases com 2 palavras após 24 meses de idade (sem ser ecolalia)
C) Preocupações dos familiares sobre intolerância às mudanças nas rotinas, interesses restritos ou birras frequentes • Interesse por partes dos objetos (roda) • Irritação com barulhos • Agrupar ou enfileirar objetos
D) Irmão com diagnóstico de TEA

um programa de intervenção terapêutica (Quadro 5-2). (Revard *et al.*, 2014; Rogers, 2014)

O programa de intervenção deve focar em maximizar a capacidade funcional da criança, melhorar a qualidade de vida da criança e da família e procurar desenvolver a independência do paciente.

O tratamento deve ser fundamentado em terapia comportamental, geralmente realizada por psicólogo especializado, com o objetivo de desenvolver o funcionamento social, a interação das crianças com os pais e colegas, a linguagem e a diminuição dos movimentos repetitivos negativos.

Na sequência poderão ser incluídos outros profissionais para o tratamento destes pacientes, como o fonoaudiólogo e o terapeuta ocupacional.

A utilização de medicamentos geralmente não está indicada nos pacientes com TEA, podendo ser utilizada de modo mais esporádico em pacientes com irritabilidade, ansiedade ou hiperatividade mais intensas.

Avaliação da capacidade auditiva está indicada em praticamente todos os casos. No caso das crianças menores, incapazes de colaborar com uma audiometria convencional, está indicada a realização do potencial evocado auditivo de tronco encefálico.

Existem vários tipos de terapias propostas para os pacientes com TEA, todavia as duas com mais evidências científicas são a Análise Aplicada do Comportamento – Applied Behavior Analysis (ABA) e a Early Start Denver Model (ESDM; Foxx *et al.*, 2008; Roane *et al.*, 2016).

A terapia ABA é baseada na modificação do comportamento, procurando reforçar aqueles adequados e reduzir os inadequados. Geralmente o início ocorre de modo individualizado e tem uma carga de horas elevada. Esta terapia tem demonstrado progressos significativos no desenvolvimento comportamental, na linguagem, *performance* acadêmica, diminuição de estereotipias e interesses restritos (Foxx *et al.*, 2008). A ESDM é mais recente e derivada da anterior e com maior aplicação nas crianças mais novas e maior participação dos pais (Foxx *et al.*, 2008; Rogers *et al.*, 2012; Ryberg, 2015; Vivanti *et al.*, 2013).

É importante destacar que a terapêutica deve ser individualizada e que não existe um único tipo de tratamento para todas as crianças com TEA, já que estamos diante de um espectro de sinais e sintomas. As terapias devem objetivar que os aprendizados possam ser transferidos para o dia a dia dos pacientes.

O desenvolvimento do interesse na comunicação destes pacientes geralmente está associado ao desenvolvimento da linguagem. De modo geral, o fonoaudiólogo também tem uma participação fundamental na terapêutica do TEA, podendo ser necessário, além das intervenções tradicionais, a utilização de modalidades alternativas de comunicação em fases iniciais, como a linguagem de sinais, ou o Sistema de Comunicação por Troca de Imagens – o Picture Exchange System (PECS; Preston & Carter, 2009).

Salientamos ainda o papel dos familiares na terapêutica destes pacientes. Estes exercem um papel-chave para obter um resultado mais satisfatório. É necessário que os mesmos sejam orientados onde adquirir informações sérias, com base em evidências científicas, que prolonguem no dia a dia da criança o ensinamento de comportamentos que ocorrem durante as terapias. Também devem ser incentivados a manter o foco nos outros filhos, no cônjuge e na própria individualidade.

ANEXO. Versão final do M-CHAT em Português*
Por favor, preencha as questões abaixo sobre como seu filho geralmente é. Por favor, tente responder todas as questões. Caso o comportamento na questão seja raro (por exemplo, você só observou uma ou duas vezes), por favor, responda como se seu filho não fizesse o comportamento.

1. Seu filho gosta de se balançar, de pular no seu joelho, etc.?	Sim	Não
2. Seu filho tem interesse por outras crianças?	Sim	Não
3. Seu filho gosta de subir em coisas, como escadas ou móveis?	Sim	Não
4. Seu filho gosta de brincar de esconder e mostrar o rosto ou de esconde-esconde?	Sim	Não
5. Seu filho já brincou de faz de conta, como, por exemplo, fazer de conta que está falando no telefone ou que está cuidando da boneca, ou qualquer outra brincadeira de faz de conta?	Sim	Não
6. Seu filho já usou o dedo indicador dele para apontar, para pedir alguma coisa?	Sim	Não
7. Seu filho já usou o dedo indicador dele para apontar, para indicar interesse em algo?	Sim	Não
8. Seu filho consegue brincar de forma correta com brinquedos pequenos (p. ex., carros ou blocos), sem apenas colocar na boca, remexer no brinquedo ou deixar o brinquedo cair?	Sim	Não
9. Seu filho alguma vez trouxe objetos para você (pais) para lhe mostrar este objeto?	Sim	Não
10. Seu filho olha para você no olho por mais de um segundo ou dois?	Sim	Não
11. Seu filho já pareceu muito sensível ao barulho (p. ex., tapando os ouvidos)?	Sim	Não
12. Seu filho sorri em resposta ao seu rosto ou ao seu sorriso?	Sim	Não
13. Seu filho imita você? (p. ex., você faz expressões/caretas e seu filho imita?)	Sim	Não
14. Seu filho responde quando você o chama pelo nome?	Sim	Não
15. Se você aponta um brinquedo do outro lado do cômodo, seu filho olha para ele?	Sim	Não
16. Seu filho já sabe andar?	Sim	Não
17. Seu filho olha para coisas que você está olhando?	Sim	Não
18. Seu filho faz movimentos estranhos com os dedos perto do rosto dele?	Sim	Não

Continua...

ANEXO. Versão final do M-CHAT em Português* *(Cont.)*

19. Seu filho tenta atrair sua atenção para a atividade dele?	Sim	Não
20. Você alguma vez já se perguntou se seu filho é surdo?	Sim	Não
21. Seu filho entende o que as pessoas dizem?	Sim	Não
22. Seu filho às vezes fica aéreo, "olhando para o nada" ou caminhando sem direção definida?	Sim	Não
23. Seu filho olha para o seu rosto para conferir a sua reação quando vê algo estranho?	Sim	Não

© 1999 Diana Robins, Deborah Fein e Marianne Barton/Tradução Milena Pereira Pondé e Mirella Fiuza Losapio.
*Publicação autorizada por Milena Pereira Pondé.

DIAGNÓSTICO

CAPÍTULO 6

Eloisa Helena Rubello Valler Celeri

O autismo é considerado um transtorno do neurodesenvolvimento que se manifesta nos primeiros anos de vida por comportamentos que incluem: atrasos e/ou dificuldades na interação social e comunicação e presença de comportamentos repetitivos e interesses restritos. Apesar de poder estar associado à deficiência intelectual, dela se distingue pelo curso, impacto e tratamento (Volkmar *et al.*, 2014).

O autismo é compreendido hoje como um espectro de transtornos com ampla variedade de expressões, denominados transtornos do espectro autista (TEA), que incluem: transtorno autístico, síndrome de Asperger, transtornos invasivos ou globais do desenvolvimento não especificado, assim como dois transtornos raros: a síndrome de Rett e o transtorno desintegrativo da infância (American Psychiatric Association, 2013). Estes transtornos são resumidamente assim descritos:

- *Síndrome de Rett:* descrita em 1966, em meninas, a síndrome é, na maioria das vezes, causada por mutações no gene MECP2. Caracteriza-se por desaceleração do crescimento da cabeça, antes dos 4 anos de idade, associado à perda progressiva da funcionalidade das mãos, que passam a apresentar movimentos de lavar, estereotipias e maneirismos. As mutações no gene MECP2 também ocorrem em meninos, mas estes apresentam manifestações clínicas diferentes, que vão desde encefalopatia fatal a transtornos do desenvolvimento não fatais e deficiência intelectual ligada ao X. (Amir *et al.*, 1999)
- *Transtorno desintegrativo da infância:* após um período de pelo menos 2 anos de desenvolvimento normal, de forma gradual ou abrupta a criança apresenta uma deterioração e perda da linguagem expressiva e receptiva, associada a dificuldades na coordenação motora, incontinência urinária e fecal, dificuldades nas habilidades sociais ou no

brincar. Uma vez desenvolvido, o quadro clínico assemelha-se às características clínicas do autismo, mas com pior prognóstico.

- *Síndrome de Asperger:* este diagnóstico foi utilizado para caracterizar indivíduos com TEA, com inteligência normal e que não apresentam em sua história atrasos no desenvolvimento da linguagem. Entretanto, apresenta algumas características particulares, como por exemplo: falar de um jeito formal, pedante, geralmente sobre assuntos de sua área de interesse, com dificuldades para dar lugar para a fala do outro, sendo este um dos motivos de suas dificuldades sociais.

- *Autismo atípico ou transtorno invasivo do desenvolvimento não especificado:* englobam crianças que têm as mesmas deficiências associadas ao TEA, mas que não preenchem todos os critérios para o diagnóstico de TEA, como por exemplo gravidade ou idade das primeiras manifestações.

O diagnóstico do TEA é clínico, isto é, realizado a partir da apresentação comportamental da criança, pois não existem marcadores biológicos, exames laboratoriais ou de neuroimagem específicos que possibilitem o diagnóstico.

CLASSIFICAÇÃO DIAGNÓSTICA

Em 1943, o psiquiatra infantil Leo Kanner no artigo "Autistic Disturbances of Affective Contact", descreveu a história clínica de 11 crianças que apresentavam:

1. Inabilidade congênita, no relacionamento social, aspecto extremamente contrastante com o profundo interesse social que as crianças com desenvolvimento normal possuem.
2. Intensa sensibilidade a mudanças no ambiente não social.
3. Ausência de linguagem ou linguagem caracterizada pela presença de ecolalia, reversão pronominal e concretude.
4. Comportamentos repetitivos, não usuais ou sem propósito (estereotipias).

Este artigo levou ao reconhecimento do TEA como uma síndrome específica (Kanner, 1943).

Quase simultaneamente (1944), Hans Asperger, um psiquiatra austríaco, descreveu um grupo de meninos com comportamento socialmente inapropriado ou esquisito, distantes emocionalmente e que apresentavam coordenação motora ruim, porém, diferentemente dos pacientes de Kanner, estes não tinham comprometimento cognitivo e a linguagem estava presente, inclusive com um extenso vocabulário (Asperger, 1944).

Em 1977, a CID9 (Classificação Internacional das Doenças da Organização Mundial da Saúde) reconheceu oficialmente o conjunto de sintomas de TEA como autismo infantil, e, em 1980, o Manual Diagnóstico e Estatístico dos Transtornos Mentais (DSM-III) da Associação Americana de Psiquiatria incorporou o autismo infantil como uma nova categoria diagnóstica. Desde então, nas revisões destas classificações, mudanças têm ocorrido, tendo o diagnóstico de Síndrome de Asperger sido acrescentado como categoria diagnóstica na CID 10 (World Health Organization, 1992) e no DSM-IV (American Psychiatric Association, 2000).

Desde então, os dois sistemas de classificação passam a incluir uma lista muito parecida de transtornos. Na CID 10 é utilizada a denominação transtornos globais do desenvolvimento, e, no DSM-IV, transtornos invasivos do desenvolvimento. Em ambas as classificações o diagnóstico é baseado na presença de sintomas em três domínios:

1. Prejuízo qualitativo na interação social.
2. Prejuízo qualitativo na comunicação/brincar.
3. Interesses e atividades restritos, repetitivos e estereotipias do comportamento, interesses e atividades.

Os distúrbios na interação social devem ser importantes e incluir prejuízo marcante da comunicação não verbal, do relacionamento com crianças da mesma idade e reciprocidade socioemocional, podendo variar de uma total falta de interesse no outro até um contato social intrusivo, inapropriado ao contexto ou indiscriminado (p. ex., uma criança pequena pode subir no colo de um estranho sem sequer olhar para os pais).

Crianças mais velhas podem queixar-se por não terem amigos, mas parecem não compreender os princípios de reciprocidade e compartilhamento inerentes à amizade. Algumas crianças apresentam-se extremamente passivas socialmente, comportando-se de forma dócil e obediente, seguindo ordens e sugestões sem pensar nas consequências, estando facilmente sujeitas a *bullying* e gozações.

Já os prejuízos na comunicação incluem atraso ou total falta de linguagem falada (sem tentativas de compensar esta falta). Nos indivíduos que desenvolveram a fala, observa-se uma marcante dificuldade em iniciar ou manter uma conversação, linguagem estereotipada, idiossincrática ou repetitiva, peculiaridades da entonação (fala robotizada ou como personagens de desenhos animados), neologismos, ecolalia e reversão pronominal (referem-se a si utilizando a terceira pessoa), inabilidade de ajustar o vocabulário e a conversação ao contexto social.

Podem apresentar, também, dificuldades de compreensão e o não desenvolvimento do brincar de faz de conta (casinha, mamãe/filhinho, fazendinha, etc.) ou do brincar social (esconde-esconde, pega-pega), quando estes comportamentos já seriam esperados.

O prejuízo nos interesses e atividades incluem restrição da gama de interesses, preocupações persistentes com manter tudo igual (*sameness*), podendo apresentar crises de birra ou comportamento disruptivo frente às mínimas mudanças, aderência excessiva a rotinas ou rituais (ir sempre pelo mesmo caminho, entrar sempre pela mesma porta), estereotipias e maneirismos motores (abanar as mãos, movimentos para frente e para traz do tronco, rodar, alinhar objetos, andar na ponta dos pés, etc.).

Algumas crianças podem apresentar hipo ou hipersensibilidades a certos sons (reações intensas a sons do liquidificador ou aspirador de pó), a luz (fixação em luzes), tato (incomodo com etiquetas, certas roupas e texturas, parecem não sentir frio ou calor, não sendo capazes de modular o vestuário de acordo com a temperatura ambiente), paladar (grande seletividade alimentar, aceitar só alimentos pastosos ou só alimentos crus, gostar de sabores geralmente não usuais para o paladar infantil), cheiros (cheiram tudo) e estímulos vestibulares (ficar rodando sobre o próprio eixo sem parecer ficar tonto, não gostar de ser balançado).

A idade na qual a criança apresenta todas as características necessárias para o diagnóstico varia. Nas crianças pré-escolares as maiores preocupações dos pais incluem: falta ou atraso importante na linguagem ("será que meu filho é surdo?"), falta ou inconsistência na responsividade (não responde quando chamado, não obedece a comandos, não partilha interesses e nem se interessa pelo que os outros estão fazendo), além de grande resistência a mudanças, interesses restritos e movimentos estereotipados.

Geralmente as habilidades sociais e de comunicação, costumam melhorar na idade escolar, mas as dificuldades em lidar com mudanças, encerrar uma atividade e iniciar outra, podem-se tornar mais evidentes, juntamente com comportamentos autoestimulantes que em algumas crianças pode incluir morder-se, bater cabeça, bater-se, etc. Uma pequena proporção de crianças pode, na adolescência, apresentar ganhos marcantes, enquanto outras podem apresentar uma piora de alguns comportamentos (crises de birra, auto e heteroagressividade; Volkmar F *et al.*, 2014). São preditores de um melhor prognóstico: o nível cognitivo (QI) e o desenvolvimento de linguagem antes dos 5 anos.

As mudanças que ocorreram com a nova Classificação dos Transtornos Mentais da Associação Americana de Psiquiatria, DSM-V (American Psychiatric Association, 2013) foram:

1. A diferenciação entre desenvolvimento típico e TEA é segura e confiável, porém as evidências atuais não sustentam a distinção entre os vários subgrupos diagnósticos, o que fez o grupo de trabalho de transtornos do neurodesenvolvimento do DSM-V decidir por reunir todos eles em um único diagnóstico: transtorno do espectro autista (TEA).
2. Os domínios sociais e de comunicação devem ser vistos como um único domínio e os três critérios diagnósticos do DSM-IVR tornaram-se dois: deficiências na comunicação social e interação e padrão de interesses e comportamentos restritos e repetitivos.
3. O critério de atraso ou ausência total de desenvolvimento de linguagem expressiva foi retirado, pois as pesquisas mostram que esta não é uma característica universal ou específica de crianças com TEA.
4. Não há mais necessidade de que os sintomas tenham se iniciado antes dos 3 anos de idade, como o DSM-IVR e a CID-10 preconizam, bastando terem se iniciado precocemente (podendo manifestar-se completamente quando as demandas sociais excederem as capacidades limitadas da criança).
5. A ocorrência de possíveis alterações sensoriais passa a ser assinalada.
6. Uma escala de severidade para cada um dos dois domínios foi incluída, algo fundamental para orientação das intervenções terapêuticas e acompanhamento de sua evolução.
7. Surgiram especificadores: presença ou não de prejuízo intelectual, prejuízo de linguagem, epilepsia, catatonia, outros fatores médicos, genéticos ou ambientais conhecidos.
8. Passou-se a considerar a possibilidade de que certos sintomas podem ter estado presentes e não mais, reconhecendo que com

as intervenções e o desenvolvimento, algumas crianças com TEA podem deixar de preencher todos os critérios para o seu diagnóstico.
9. Fornece uma tabela descrevendo três níveis de gravidade, esclarecendo as necessidades funcionais do indivíduo e o suporte que será exigido.

AVALIAÇÃO

Nível 1 (Leve)	Exigindo apoio
Nível 2 (Moderado)	Exigindo apoio substancial
Nível 3 (Grave)	Exigindo apoio muito substancial

A avaliação diagnóstica requer experiência clínica, habilidade e familiaridade com indivíduos com TEA, transtornos relacionados e desenvolvimento normal da criança e do adolescente. Deve ter por objetivo a compreensão do perfil comportamental específico da criança (capacidades e dificuldades), bem como auxiliar os pais e familiares a compreenderem e aceitarem as dificuldades do filho e recomendar e depois acompanhar as intervenções preconizadas.

O diagnóstico é realizado a partir da história clínica que deve atentar para a presença dos sintomas centrais do TEA (American Psychiatric Association, 2013), além de sintomas comórbidos como auto e heteroagressividade, crises de birra, hiperatividade, desatenção, impulsividade, problemas de sono e autolesões.

A avaliação deve incluir a história do desenvolvimento neuropsicomotor e anormalidades nos primeiros anos de vida, antecedentes gestacionais e neonatais, comportamentos do sono e alimentar, investigação de possíveis comorbidades, história médica da criança à procura de sinais de deterioração, convulsões, doenças gastrointestinais e uma história familiar documentando a presença de parentes com TEA, deficiência intelectual, síndrome do X frágil, esclerose tuberosa, problemas sutis de linguagem, comunicação e aprendizado e outras questões de saúde mental.

Professores e outros cuidadores podem trazer informações adicionais muito importantes e devem ser contatados. Além disso, vídeos caseiros podem auxiliar o avaliador a constatar comportamentos pouco frequentes ou que já não estão presentes. A observação direta ou entrevista com a criança é imprescindível, pois a criança deve ter oportunidade de demonstrar suas habilidades e capacidades, além de suas dificuldades, e também deve incluir avaliação cognitiva, funcionamento adaptativo e de linguagem.

Deve-se, ainda, realizar o exame físico com objetivo de identificar a presença de neurofibromatose, esclerose tuberosa e traços dismórficos. Também é necessário realizar avaliação de audição, fala e linguagem, e avaliação neurológica. Em alguns casos a avaliação genética é fundamental.

Exames laboratoriais e de neuroimagem devem ser solicitados quando houver alguma indicação específica (Volkmar *et al.*, 2014).

DIAGNÓSTICO PRECOCE

O diagnóstico precoce pode favorecer o prognóstico, pois ao serem encaminhadas rapidamente para intervenções específicas, estas crianças apresentam mais ganhos cognitivos e no funcionamento adaptativo, tendo mais chances de frequentar escola regular.

As manifestações de TEA podem estar presentes entre 9 e 12 meses de idade e incluem: olhar pouco ou evitar olhar para pessoas e faces, menor responsividade quando chamado pelo nome, pouco balbucio, compreensão limitada da linguagem falada, falta de gestos que expressem interesse social (não levantam os braços ou mudam a postura em antecipação a serem pegas no colo), não apontam coisas ou usam contato ocular para compartilhar prazer com outra pessoa (atenção conjunta). Estas dificuldades se tornam mais evidentes no segundo ano de vida.

Em contraste com estas crianças, 20 a 40% das crianças com TEA apresentaram uma história de desenvolvimento normal, com uma regressão da linguagem e do comportamento entre 18 e 24 meses. De forma progressiva ou mais abruptamente, estas crianças perdem o uso de palavras e frases já adquiridas, tornando-se isoladas, perdendo a responsividade social e o brincar, surgindo estereotipias e interesses restritos (Rutter, 2005). (Quadro 6.1)

Apesar da ênfase no diagnóstico precoce e da confiabilidade do diagnóstico em crianças muito pequenas que apresentam um desenvolvimento bastante divergente do típico e sinais de TEA claros, é importante ressaltar as potenciais limitações no que se refere à estabilidade diagnóstica do TEA em crianças em torno dos 2 anos, o que não ocorre a partir dos 3 anos, quando a confiabilidade e a estabilidade do diagnóstico são altas (Chawarska, 2007).

Quadro 6-1. Sinais Preocupantes (*red flags*) que Indicam a Necessidade de uma Avaliação por Especialista (Landa, 2011; Nice, 2011)

- A criança não sorri quando sorriem para ela e nunca ou raramente mantém contato de olho
- Não procura chamar atenção dos outros para algum brinquedo ou objeto que está manipulando e não olha quando tentam apontar algo para ela ver
- Não responde ou olha quando é chamado pelo nome
- Ausência de balbucio aos 12 meses (menos de 5 consoantes)
- Ausência de gestos de apontar, fazer tchau aos 12 meses
- Não fala palavras simples aos 16 meses
- Não fala frases com 2 palavras (não simples ecolalia) aos 24 meses
- Qualquer perda de linguagem adquirida ou habilidade social em qualquer idade
- Intenso foco em rodas ou objetos que giram
- Movimentos repetitivos com objetos, movimentos repetitivos do corpo ou posturas não usuais

ALGUNS INSTRUMENTOS QUE PODEM SER UTILIZADOS NA AVALIAÇÃO

Vários instrumentos para avaliação foram desenvolvidos, variando em utilidade, alguns exigindo treinamento específico. O uso destes instrumentos pode acrescentar, mas nunca substituir a avaliação de um clínico experiente. Entre os mais utilizados estão:

- *ABC ou ICA – Autism Behavior Checklist*: foi traduzida, adaptada e pré-validada no Brasil, com o nome Inventário de Comportamentos Autísticos (Mateleto & Pedromônico, 2005): apropriado para avaliar mudanças em resposta a intervenções.
- *M-CHAT – Checklist for Autism in Toddlers*: escala de rastreamento, que pode ser utilizada durante consultas de puericultura, tem como objetivo a identificação precoce de suspeita de TEA (Losapio & Ponde, 2008).
- *AMSE – Autism Mental Status Exam*: instrumento de rastreio, fornece um roteiro de observação estruturado, composto de oito itens que avaliam sinais e sintomas de TEA nos domínios sociais, comunicação e comportamento (Grodberg *et al.*, 2012). Foi traduzido e com evidência de validade em amostra brasileira (Galdino *et al.*, 2018).
- *CARS – Childhood Autism Rating Scale ou Escala de avaliação do autismo na infância:* uma das escalas diagnósticas mais utilizadas, pode ser aplicada em crianças a partir dos 2 anos. Originalmente criada para ser pontuada a partir de observação do examinador, que utiliza tanto

as informações de pais/familiares/professores quanto à observação direta da criança (Schopler *et al.*, 1980).

- *SCQ – Social Communication Questionnaire (Questionário de Comunicação Social)*, antes chamado ASQ *Autism Screening Questionnaire (Questionário de Rastreio do Autismo)*: juntamente com a M-CHAT é considerada um dos instrumentos de triagem mais utilizados pelos cuidadores. Seu foco são as crianças com risco de problemas do desenvolvimento, podendo ser utilizado com pais de crianças a partir de 4 anos (Rutter *et al.*, 2003).
- *OERA – Observação Estruturada para Rastreamento de Autismo*: um instrumento de observação simples e de baixo custo utilizado para detectar sinais de TEA (Paula *et al.*, 2017).
- VINELAND II (Vineland Adaptative Behavior Scales): avalia comportamento adaptativo através de entrevista com os pais (Sparrow *et al.*, 2005).

Os dois instrumentos abaixo são longos e devem ser aplicados por profissionais treinados e habilitados. São considerados padrão-ouro para o diagnóstico de TEA e são internacionalmente utilizados em clínicas e em pesquisa:

- *Autism Diagnostic Interview-Revised (ADI-R) uma entrevista semiestruturada com pais/cuidadores (tempo médio de aplicação 2-3 horas)*: apresenta excelente validade preditiva, principalmente se for utilizada juntamente com a ADOS (Lord *et al.*, 1994).
- *Autism Diagnostic Observation Schedule (ADOS)*: observação semiestruturada de crianças e adultos, apresenta validade preditiva forte (Lord *et al.*, 2000).

DEVOLUTIVA DIAGNÓSTICA

Por mais informados que os pais estejam, receber o diagnóstico de que o filho tem TEA produz vivencias emocionais intensas e às vezes inesperadas. Cabe ao profissional ser capaz de lidar com as mais variadas reações, fornecendo apoio, encorajamento e informação para que os pais possam buscar as intervenções terapêuticas mais indicadas e assim possam proporcionar ao filho uma melhor qualidade de vida e prognóstico.

DIAGNÓSTICO DIFERENCIAL

CAPÍTULO 7

Maria Augusta Montenegro
Eloisa Helena Rubello Valler Celeri

Atraso de fala é um dos sintomas mais evidentes da criança com transtorno do espectro autista (TEA). Portanto, o diagnóstico diferencial deve ser feito, principalmente, com condições que cursam com atraso de fala (Fig. 7-1).

Apesar de o desenvolvimento da linguagem variar muito de criança para criança, alguns marcos podem ser usados como referência. Os marcos mais comuns são:

- *Lalação*: 6 meses (emissão de sons, sílabas, sem sentido específico).
- *Primeiras palavras*: 1 ano ("mama", "papa", "auau", "dá", etc.).
- *Palavra-frase*: 18 meses (fala uma palavra "água"; representando uma frase "mamãe quero tomar água").
- *Junta duas palavras*: 24 meses (qué água, dá papá, etc.).

É importante lembrar que muitas crianças com atraso de fala entre 18 e 24 meses de idade desenvolvem a fala espontaneamente, mesmo sem intervenção de fonoterapia. A dificuldade é diferenciar quais as crianças que irão desenvolver a fala e se recuperar espontaneamente, das crianças com atraso de fala que terão evolução menos favorável.

Os fatores que sugerem pior prognósticos são: compreensão ruim, uso limitado de gestos ou história familiar de TDL (transtorno do desenvolvimento da linguagem). Mas estes fatores não podem ser considerados como absolutos ou 100% confiáveis. A reavaliação ao longo do tempo é muito importante. Sempre que houver algum tipo de atraso de fala é prudente considerar intervenção precoce.

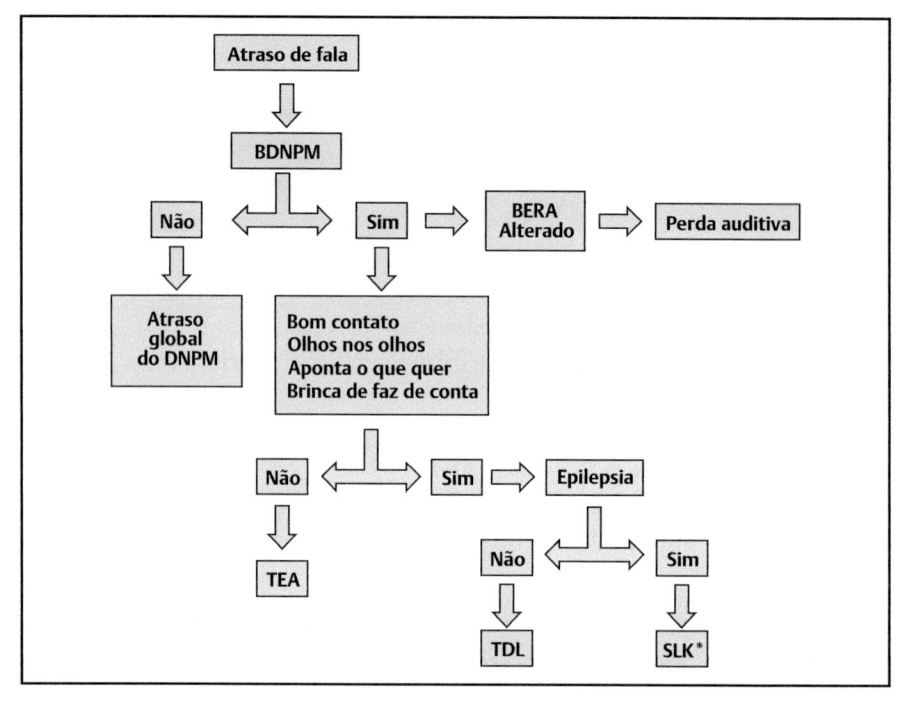

Fig. 7-1. Diagnóstico diferencial do atraso de fala na infância. BDNPM = Bom desenvolvimento neuropsicomotor; BERA = potencial evocado auditivo; DNPM = desenvolvimento neuropsicomotor; TDL = transtorno do desenvolvimento da linguagem; TEA = transtorno do espectro autista; SLK= síndrome de Landau-Kleffner. *Epilepsia pode estar presente em crianças com TEA ou TDL. O fluxograma ajuda apenas a organizar o raciocínio. Sempre que houver epilepsia o diagnóstico diferencial com SLK deve ser considerado, mas não é absoluto.

Os diagnósticos diferenciais mais importantes quando há suspeita de TEA associado ao atraso de fala são:

- Deficiências sensoriais (visual ou auditiva).
- Transtorno do desenvolvimento da linguagem.
- Deficiência intelectual.
- Síndrome de Landau-Kleffner.
- Mutismo seletivo/ansiedade.
- Transtorno da comunicação social (pragmática).
- Transtornos reativos de vinculação da infância.

DEFICIÊNCIA INTELECTUAL

O diagnóstico de deficiência intelectual isolada, ou seja, sem atraso global do desenvolvimento neuropsicomotor nem sempre é fácil. Ao contrário da criança com atraso motor, a criança com cognição limítrofe ou déficit intelectual isolado pode não apresentar sintomas evidentes nos primeiros anos de vida. Portanto, a dificuldade cognitiva pode passar despercebida!

Eventualmente pode haver atraso de fala, mas nos casos de dificuldade leve nem sempre isso ocorre. Os primeiros sinais e sintomas começam a ser observados na pré-escola.

Além disso, nos casos de deficiência com QI inferior a 50, nem sempre é fácil determinar se a criança tem uma deficiência intelectual "pura" ou se a deficiência é parte de um TEA, pois mais da metade das crianças com QI inferior a 50 apresentam também problemas na comunicação social, comportamentos estereotipados e transtornos do desenvolvimento de linguagem.

A avaliação formal da cognição é feita por meio de avaliação neuropsicológica. Idealmente, esta avaliação dever ser feita após os 6 anos de idade. Apesar de haver críticas sobre o real valor para definirmos a cognição (inteligência) através da medida do QI (quociente de inteligência), esta ainda é uma ferramenta útil nos dias de hoje. A cognição pode ser classificada conforme a pontuação obtida no teste de QI (Quadro 7-1).

Antes dos 6 anos de idade, a análise do padrão do desenvolvimento do desenho da criança pode dar algumas pistas sobre a cognição (Lowenfeld, 1947; Quadro 7-2, Fig. 7-2).

Caso haja suspeita de alteração da cognição em crianças pequenas, o processo de estimulação precoce deve ser iniciado imediatamente. Não é preciso aguardar a confirmação diagnóstica após os 6 anos para iniciar a estimulação da criança.

Quadro 7-1. Interpretação do Resultado da Avaliação do QI

QI total	Diagnóstico
≥ 130	Muito superior
120-129	Superior
80-119	Normal
71-79	Limítrofe
≤ 70	Deficiência intelectual

Quadro 7-2. Características do Desenvolvimento da Criança ao Longo dos Primeiros Anos de Vida

Idade	Características do Desenho
2 anos	Rabiscos (depois de alguns meses a criança começa a nomear o que o rabisco representa)
3 anos	Círculo como símbolo universal (pode representar quase tudo)
3 anos	Tentativa de representação da figura humana (círculo com duas pernas)
4 a 5 anos	A figura humana tem mais detalhes e os desenhos representam histórias ou eventos
6 a 7 anos	Fase da paisagem (linha azul na parte superior representa céu, linha verde na parte inferior representa o chão). Muitas vezes desenham a mesma paisagem inúmeras vezes
8 a 10 anos	Fase do realismo, quando a criança começa a desenhar detalhadamente as coisas (não se contenta com esquematização/simplificação do desenho)
12 anos/adolescência	Fim do período artístico (frustração por não conseguir desenhar as coisas exatamente como são vistas)

Reproduzido de Montenegro MA. *Nem tudo é déficit de atenção,* com permissão.

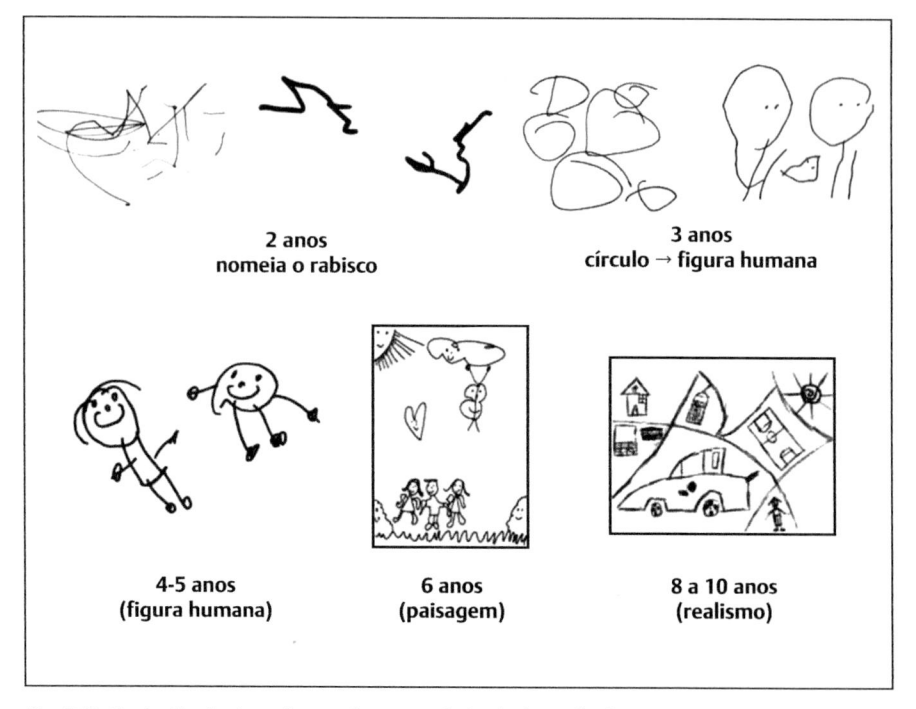

Fig. 7-2. Evolução do desenho conforme a idade. (Adaptada de Montenegro & Baccin, com permissão).

SURDEZ/PERDA AUDITIVA

Quando a criança apresenta atraso de fala, a dúvida geralmente não é sobre perda auditiva grave ou surdez, mas pequenas perdas auditivas que podem atrapalhar muito o desenvolvimento da linguagem.

Avaliação formal da audição deve ser feita sempre que houver atraso de fala, mesmo quando a família afirma ter certeza de que a criança ouve muito bem. O exame de escolha é o BERA (pode ser feito sem colaboração da criança, com ela dormindo ou sedada) ou audiometria (precisa que a criança colabore um pouco para fazer o exame). A triagem auditiva neonatal (teste da orelhinha) feita na maternidade é muito importante, mas não é suficiente para garantir que não haverá qualquer alteração auditiva na fase escolar.

A condição mais comumente associada à perda auditiva leve é a otite média secretora. Ao contrário da otite média aguda, que dói muito e está associada à febre; a otite média secretora é silenciosa, não dói e não dá febre.

O sintoma principal da otite média secretora é perda auditiva leve. O tratamento é feito por um médico otorrinolaringologista por meio de medicação. Em casos mais graves pode ser necessária uma cirurgia para colocação de tubos de ventilação que permitirão a correção da audição.

TRANSTORNO DO DESENVOLVIMENTO DA LINGUAGEM

O transtorno do desenvolvimento da linguagem (TDL), anteriormente chamado de distúrbio específico da linguagem (DEL), é caracterizado, principalmente, por atraso de fala em crianças sem atraso motor ou deficiência intelectual.

A criança com TDL desenvolve a linguagem na mesma sequência da criança normal, a diferença é que o ritmo do desenvolvimento é mais lento (Quadro 7-3).

Quadro 7-3. Características frequentemente Presentes no TDL

- Demora para falar as primeiras palavras
- Entende tudo, mas fala pouco
- Vocabulário pobre em relação à idade
- Aponta o que quer em vez de falar
- Dificuldade em fazer rimas
- Dificuldade em compreender ironia

Uma das maiores dificuldades para diferenciar a criança com TDL da criança com TEA é que a criança com TDL pode apresentar alguns sintomas que também podem estar presentes no TEA. Isso faz com que o quadro clínico de alguns pacientes com TDL seja muito parecido com o TEA leve.

Os sintomas mais comumente presentes tanto no TEA como no TDL são agitação psicomotora (muito importante, semelhante a um evento disruptivo) e dificuldades sensoriais (baixa tolerância ao barulho, por exemplo). Algumas características podem ajudar no diagnóstico diferencial entre as duas entidades (Quadro 7-4).

SÍNDROME DE LANDAU-KLEFFNER

A síndrome de Landau-Kleffner (SLK) é muito rara. Caracteriza-se por duas manifestações principais: agnosia auditivo-verbal e atividade epileptiforme nas regiões temporais ou temporoparietoccipitais, que são ativadas durante o sono, podendo chegar a estado de mal elétrico do sono (atividade epileptiforme muito frequente, ocupando mais de 85% do traçado).

Os pacientes também apresentam sintomas secundários, como distúrbio do comportamento e epilepsia. Geralmente as crises epilépticas são de fácil controle, mas os distúrbios de linguagem e do comportamento muitas vezes não respondem de forma satisfatória ao tratamento (Landau & Kleffner, 1957).

Ao contrário do que ocorre no TEA, a dificuldade de linguagem aparece tardiamente. A criança geralmente já falava bem e por volta dos 3 ou 4 anos de idade apresenta dificuldade de compreensão da linguagem oral (podendo até parecer surda) e perda das aquisições verbais

Quadro 7-4. Características do TDL que geralmente NÃO Estão Presentes no TEA

- Procura outras crianças para brincar
- Brinca de faz de conta
- Sabe brincar de "esconder"
- Olha quando chamado pelo nome
- Aponta o que quer
- Usa gestos para se comunicar
- Sorri em resposta a um sorriso
- Tem bom contato visual
- Olha para algum objeto que alguém apontou

(para de falar ou fala muito pouco). Além disso, a criança com SLK quer se comunicar e usa gestos para expressar o que quer.

DEFICIÊNCIA VISUAL
Contato visual pobre é um sintoma frequente do TEA e, em alguns casos, pode ser confundido com perda visual. Geralmente uma história cuidadosa esclarece esta suspeita, mas nem sempre exclui a necessidade de uma avaliação oftalmológica formal em pacientes que não fazem contato visual, olham para longe sem fixar o olhar ou fixam o olhar em objetos luminosos.

MUTISMO SELETIVO E ANSIEDADE
Crianças com mutismo seletivo ou ansiedade podem apresentar isolamento, ansiedade e dificuldades de comunicação que ocorrem em certas situações. Entretanto, geralmente em casa ou em ambientes familiares, a comunicação e as habilidades sociais mostram-se adequadas ao desenvolvimento da criança.

TRANSTORNO DA COMUNICAÇÃO SOCIAL (PRAGMÁTICA)
Esta é uma nova e controversa categoria diagnóstica, caracteriza-se por dificuldade primária do uso social da linguagem e da comunicação (dificuldades em compreender e seguir as regras sociais da comunicação verbal e não verbal), geralmente precedida por atraso na aquisição da linguagem. Estas dificuldades causam prejuízos sociais importantes, o que pode ser confundido com as dificuldades apresentadas pelas crianças com TEA, mas, diferentemente destas, não são observados interesses restritos e estereotipias (American Psychiatric Association, 2013).

TRANSTORNOS REATIVOS DE VINCULAÇÃO DA INFÂNCIA
Crianças criadas em instituições que passaram por grave privação podem apresentar deficiências de vinculação com atrasos na linguagem, responsividade social inadequada, estereotipias e interesses restritos, semelhantes ao TEA. Porém, a evolução é diferente e apresentam melhora importante destes comportamentos ao serem adequadamente cuidadas e estimuladas.

TRANSTORNO DO ESPECTRO AUTISTA E EPILEPSIA

CAPÍTULO 8

Maria Augusta Montenegro

Comorbidade é a presença de duas ou mais doenças em um paciente, sendo esta associação mais frequente do que o esperado na população geral. Por exemplo, diabetes e hipertensão arterial são comorbidades frequentes em pacientes com obesidade.

Epilepsia é uma comorbidade frequente na criança com transtorno do espectro autista (TEA), atingindo entre 5 a 40% dos pacientes (Tuchman 2002, Besag 2017). Esta comorbidade pode ser avaliada de várias formas, o que faz com que sua frequência varie muito. Um dos fatores que parece aumentar a chance de a criança com TEA apresentar epilepsia é a presença de deficiência intelectual.

Quanto à presença de epilepsia em crianças com TEA, devemos considerar separadamente três grupos (Fig. 8-1). Primeiramente temos os pacientes com doenças metabólicas, malformações cerebrais e sequelas de insultos como encefalopatia hipóxico isquêmica (anóxia) ou infecção do sistema nervoso central. Nestes casos, está claro que a doença de base causa tanto epilepsia como o TEA. São pacientes que frequentemente também apresentam atraso global do desenvolvimento neuropsicomotor e deficiência intelectual.

Um segundo grupo é formado por pacientes com encefalopatias epilépticas. Este grupo é composto por crianças onde, de forma geral, o diagnóstico de epilepsia é feito antes do diagnóstico do TEA. Isso ocorre porque muitas vezes os sintomas do TEA não são evidentes antes do aparecimento da epilepsia. Geralmente o paciente é assintomático e apresenta desenvolvimento neuropsicomotor adequado até que as crises epilépticas se manifestem. São doenças onde a atividade epiléptica é tão intensa que contribui para o comprometimento cognitivo e comportamental, além do esperado para a doença de base, podendo

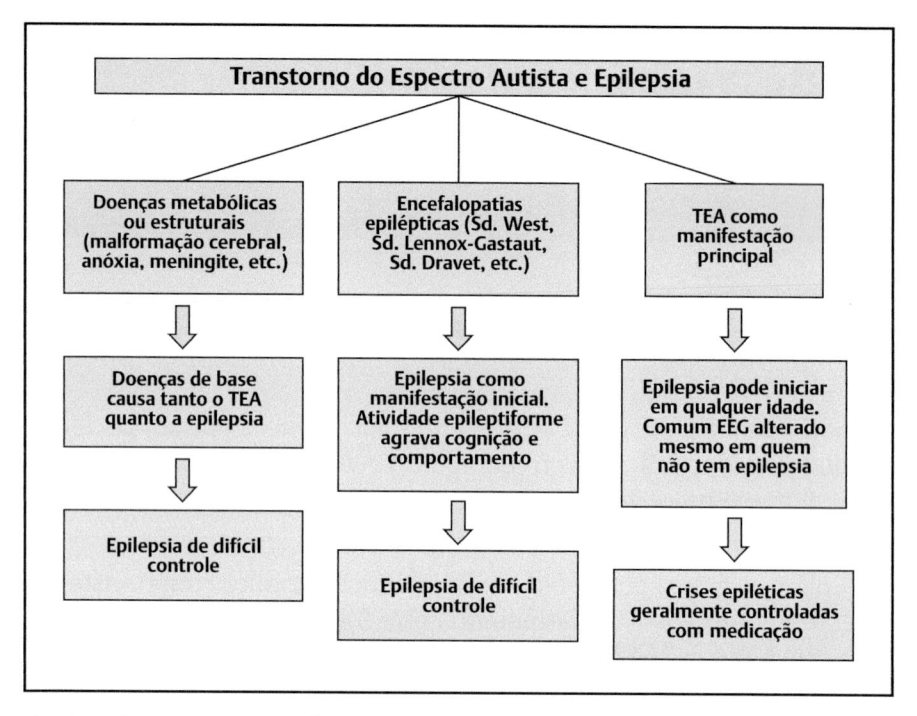

```
┌─────────────────────────────────────────────────────────────────────┐
│              Transtorno do Espectro Autista e Epilepsia             │
└─────────────────────────────────────────────────────────────────────┘
                                     │
        ┌────────────────────────────┼────────────────────────────┐
        ▼                            ▼                            ▼
┌──────────────────┐       ┌──────────────────┐        ┌──────────────────┐
│ Doenças metabó-  │       │  Encefalopatias  │        │    TEA como      │
│ licas ou estru-  │       │ epilépticas (Sd. │        │   manifestação   │
│ turais (malfor-  │       │   West, Sd.      │        │    principal     │
│ mação cerebral,  │       │  Lennox-Gastaut, │        │                  │
│ anóxia, menin-   │       │  Sd. Dravet,     │        │                  │
│ gite, etc.)      │       │  etc.)           │        │                  │
└──────────────────┘       └──────────────────┘        └──────────────────┘
        │                           │                            │
        ▼                           ▼                            ▼
┌──────────────────┐       ┌──────────────────┐        ┌──────────────────┐
│ Doenças de base  │       │ Epilepsia como   │        │ Epilepsia pode   │
│ causa tanto o    │       │ manifestação     │        │ iniciar em qual- │
│ TEA quanto a     │       │ inicial. Ativi-  │        │ quer idade. Co-  │
│ epilepsia        │       │ dade epileptifor-│        │ mum EEG altera-  │
│                  │       │ me agrava cogni- │        │ do mesmo em quem │
│                  │       │ ção e comporta-  │        │ não tem epilepsia│
│                  │       │ mento            │        │                  │
└──────────────────┘       └──────────────────┘        └──────────────────┘
        │                           │                            │
        ▼                           ▼                            ▼
┌──────────────────┐       ┌──────────────────┐        ┌──────────────────┐
│ Epilepsia de     │       │ Epilepsia de     │        │ Crises epiléticas│
│ difícil controle │       │ difícil controle │        │ geralmente con-  │
│                  │       │                  │        │ troladas com     │
│                  │       │                  │        │ medicação        │
└──────────────────┘       └──────────────────┘        └──────────────────┘
```

Fig. 8-1. Fluxograma mostrando as associações mais frequentes do transtorno do espectro autista e epilepsia.

haver piora clínica com o tempo (Berg, 2010). Exemplos clássicos de encefalopatia epiléptica são: síndrome de West, síndrome de Lennox-Gastaut, síndrome de Dravet, etc.

Finalmente temos um grupo composto por crianças onde o diagnóstico do TEA ficou claro antes do início da epilepsia. São crianças onde os sintomas do TEA predominam sobre os sintomas da epilepsia. Nos dois primeiros grupos (pacientes com doenças metabólicas, malformações, anóxia, etc. e pacientes com encefalopatias epilépticas), as crises epilépticas geralmente são refratárias ao tratamento com fármacos antiepilépticos. Entretanto, nos pacientes onde o TEA predomina, na maioria das vezes as crises epilépticas são facilmente controladas após a introdução da medicação.

Nas crianças com TEA a idade do início da epilepsia varia muito, sendo que alguns autores referem um pico nos primeiros anos de vida e na adolescência (Gillberg & Steffenburg, 1987). Entretanto, as crises epilépticas podem-se iniciar em qualquer momento da vida, inclusive no adulto.

Além disso, o diagnóstico da epilepsia nem sempre é fácil na criança com TEA, pois elas apresentam comportamentos estereotipados e parada comportamental que podem ser confundidos com crises focais ou ausências. Muitas vezes o diagnóstico só fica claro após a realização de vídeo-EEG.

Quanto aos achados do eletrencefalograma (EEG) nos pacientes com TEA, anormalidades epileptiformes são frequentemente encontradas. Estas alterações do EEG podem ser encontradas mesmo naqueles pacientes com TEA que nunca apresentaram ou apresentarão crises epilépticas. A localização da atividade epileptiforme é muito variável, sendo que já foram descritos padrões generalizados, multifocais e focais (Ghacibeh & Fields 2015).

O significado deste achado ainda é incerto. Não se sabe se se trata de um epifenômeno (sintoma secundário que ocorre simultaneamente com a doença, mas que não está diretamente relacionado com a doença) ou se as anormalidades do EEG participam de alguma forma na fisiopatologia da doença.

O impacto das anormalidades eletrencefalográficas no comportamento e cognição da criança com TEA tem sido motivo de controvérsia entre a maioria dos autores. Para entender melhor a razão da controvérsia, devemos considerar dois exemplos clássico de encefalopatias epilépticas onde o impacto das anormalidades epileptiformes é devastador no desempenho cognitivo e comportamental dos pacientes: a síndrome de Landau-Kleffner (SLK) e o estado de mal elétrico do sono (EMES).

Ambas são muito raras. A SLK caracteriza-se por duas manifestações principais: agnosia auditivo-verbal e atividade epileptiforme nas regiões temporais ou temporoparietoccipitais que são ativadas durante o sono podendo chegar a EMES (atividade epileptiforme muito frequente, ocupando mais de 85% do traçado). Nesta entidade, acredita-se que a atividade epileptiforme muito frequente causa disfunção elétrica cerebral no lobo temporal que contribui para o comprometimento da linguagem e comportamento (Landau & Kleffner, 1957).

Os pacientes com SLK não têm TEA, mas podem apresentar sintomas secundários como epilepsia e distúrbio do comportamento, que fazem com que o diagnóstico diferencial com TEA seja necessário. Geralmente as crises epilépticas são de fácil controle, mas os distúrbios de linguagem e do comportamento não respondem de forma satisfatória ao tratamento (Landau & Kleffner, 1957).

Ao contrário do que ocorre no autismo, na SLK a dificuldade de linguagem aparece tardiamente. A criança geralmente tem desenvolvimento normal da linguagem e por volta dos 3 ou 4 anos de idade passa a apresentar dificuldade de compreensão da linguagem oral (podendo até parecer surda) e perda das aquisições verbais (para de falar ou fala muito pouco). Além disso, ao contrário do que acontece no TEA, a criança com SLK quer se comunicar e usa gestos para expressar o que quer.

O EMES caracteriza-se, inicialmente, por crises epilépticas, seguidas pelo achado característico do EEG: o traçado pobre em atividade epileptiforme durante a vigília que apresenta ativação importante durante o sono com atividade epileptiforme contínua (> 85% do traçado) durante o sono lento (Fig. 8-2). A alteração do EEG é acompanhada de deterioração cognitiva e comportamental. Durante a adolescência, a maioria dos pacientes apresenta melhora do quadro epiléptico, com grande parte das crises desaparecendo espontaneamente; entretanto, pode ocorrer sequela cognitiva grave (Genton *et al.*, 1997).

Estes dois exemplos mostram como a atividade epileptiforme muito frequente pode provocar disfunção elétrica cerebral associada a sintomas cognitivos e comportamentais. Entretanto, apesar de ainda haver controvérsias, não há evidência suficiente de que as alterações do EEG encontradas na criança com TEA contribuem para o desenvolvimento da doença. Inclusive, um estudo muito bem conduzido avaliou o EEG sob sono de dezenas de crianças com TEA e não encontrou em nenhuma o padrão consistente com EMES (Baird *et al.*, 2006). Portanto, não há necessidade de utilizar fármaco antiepiléptico para "melhorar" o EEG nas crianças com TEA que não apresentam epilepsia, ou mesmo naquelas com epilepsia se as crises estiverem controladas.

Para finalizar, é muito importante ficar claro que epilepsia não causa TEA! Mesmo nos casos de encefalopatia epiléptica, onde as descargas epileptiformes podem contribuir para piora cognitiva e comportamental, o TEA é causado pela doença de base. Ou seja, a doença de base (seja ela genética, metabólica ou estrutural) causa tanto epilepsia quanto TEA. A epilepsia pode agravar alguns sintomas em razão da disfunção elétrica muito grave e frequente.

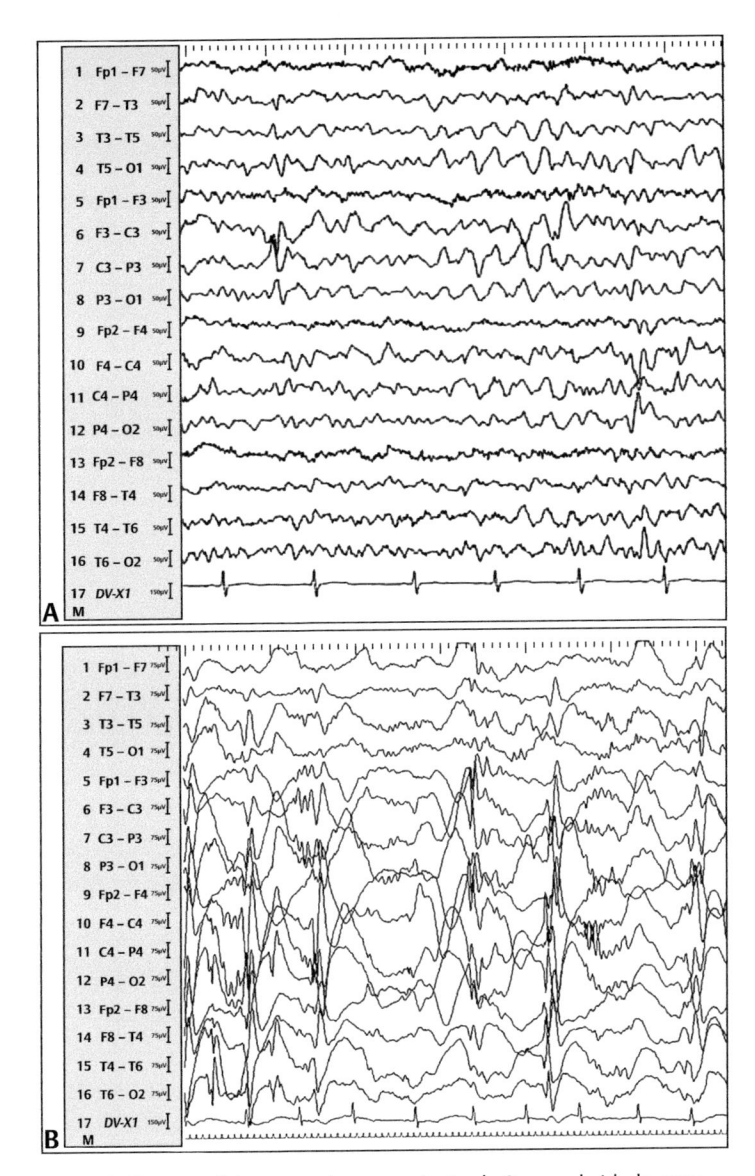

Fig. 8-2. Eletrencefalograma de um paciente de 8 anos de idade com diagnóstico de estado de mal elétrico do sono. (**A**) Vigília: apenas algumas ondas agudas, pouco frequentes. (**B**) Sono: atividade epileptiforme muito frequente, quase contínua, atingindo mais de 85% do traçado.

TRANSTORNO DO ESPECTRO AUTISTA E TRANSTORNO DO DÉFICIT DE ATENÇÃO E HIPERATIVIDADE

Erasmo Barbante Casella

Comorbidades neuropsiquiátricas ocorrem em até 85% dos pacientes com transtorno do espectro autista (TEA) e 40% apresentam critérios para dois ou mais transtornos (Simonoff *et al.*, 2008; Pondé *et al.*, 2010). Transtorno do déficit de atenção e hiperatividade (TDAH) ocorre em cerca de 37 a 85% das crianças com TEA, sendo considerada a comorbidade mais frequente (Leitner *et al.*, 2014; Salazar *et al.*, 2015; Mayes *et al.*, 2012; Rommelse *et al.*, 2014).

A comorbidade do TEA com TDAH é conhecida desde as descrições iniciais de Leo Kanner, em 1943, onde os sintomas descritos em alguns dos seus 11 pacientes hoje permitiriam o diagnóstico de comorbidade com TDAH.

A não identificação do TDAH ou outras comorbidades aumenta o impacto na qualidade da vida dos indivíduos com TEA, deixando claro a necessidade de se efetuar uma triagem clínica que identifique comorbidades em pacientes com TEA.

Por outro lado, o TEA também é mais frequente em pessoas com TDAH, ocorrendo em 24,1% dos casos (Russel *et al.*, 2014) e, deste modo, fica evidente a necessidade de, ao se efetuar um destes dois diagnósticos, o profissional pensar no outro e procurar ser proativo no detalhamento da história clínica.

Até o ano de 2013, onde o DSM-IV era utilizado como sistema classificatório, os diagnósticos de TDAH e TEA não podiam ocorrer simultaneamente. A partir da publicação do DSM-V, passou a ser permitido os dois diagnósticos no mesmo paciente.

Quando o diagnóstico do TDAH é efetuado primeiramente, em 20% dos casos a identificação do TEA ocorre mais tardiamente (em média 3 anos) em relação àqueles onde os dois diagnósticos são efetuados simultaneamente (Miodovnik *et al.*, 2015). Em geral, o diagnóstico do TEA em pacientes com melhor nível cognitivo ocorre apenas após os 6 anos de idade, quando a criança já está em idade escolar (Mandell *et al.*, 2005).

Muitas semelhanças em exames de imagem estrutural e funcional, achados neuropsicológicos e genéticos têm sido observadas em estudos sobre TEA e TDAH, o que pode explicar a maior incidência desta comorbidade.

O TEA e o TDAH apresentam vários sinais e sintomas que se sobrepõem, incluindo déficit atencional, problemas comportamentais, alteração na linguagem e dificuldades em habilidades sociais (Mayes *et al.*, 2011). Isso pode complicar o diagnóstico diferencial, pois, os pais e os profissionais tendem a acreditar que os sintomas de TEA estariam associados ao TDAH diagnosticado previamente, o que pode atrasar a identificação do outro transtorno.

Pacientes com TEA ou TDAH também podem apresentar alterações em funções executivas, velocidade de processamento, disgrafia, alterações na atenção, coordenação, atraso na linguagem, etc. (Mayes *et al.*, 2011).

Algumas alterações mais reconhecidas como indicativas de TEA também podem ocorrer no TDAH como falta de reciprocidade social e emocional, interesses restritos, rituais e algumas estereotipias (Hartley & Sikora, 2009). As dificuldades de interação social no TDAH estão mais associadas à impulsividade ou à frequente comorbidade com o transtorno opositor desafiante; enquanto no paciente com TEA na maioria das vezes existe uma falta de interesse primário em sociabilizar.

Alterações da atenção seletiva são mais frequentes em pacientes com TEA (98%) do que com crianças com TDAH (21%). Os pacientes com TEA tendem a apresentar hiperfoco por horas em atividade de muito interesse como agrupando, quebra-cabeças, desenhando ou vendo um mesmo vídeo. Os pacientes com TDAH também podem apresentar hiperfoco em situações de muito interesse, mas não na mesma intensidade que ocorre em crianças com TEA.

O déficit atencional pode ocorrer nos dois transtornos, todavia, os pacientes com TEA parecem que não estão ouvindo (por exemplo, quando chamado) e isto pode estar associado, principalmente, à dificuldade em processar e atender as pistas sociais ou pelo problema do hiperfoco. Por outro lado, os pacientes com TDAH tem uma dificuldade maior na atenção sustentada, perdendo o foco com maior facilidade.

As alterações em circuitos cerebrais frontoestriatais e frontoparietais frequentemente comprometem as funções executivas, tanto no TEA quanto no TDAH. Vários estudos têm evidenciado alterações de funções executivas nos pacientes com TDAH, como capacidade de inibição de respostas, memória operacional e planejamento; enquanto no TEA predominam dificuldades na área de flexibilidade cognitiva e planejamento (Willcutt et al., 2005; Ozonoff et al., 2004). Os prejuízos relacionados com a inflexibilidade no TEA estão mais associados a sintomas internalizantes (principalmente ansiedade) e agressividade, enquanto as dificuldades inibitórias no TDAH estão mais associadas a sintomas externalizantes (principalmente o transtorno opositor desafiante).

É importante destacar que a associação do TEA e do TDAH no mesmo paciente implica em um maior prejuízo nas funções executivas do que ocorreria diante da presença de apenas um transtorno isoladamente (Yerys et al., 2009).

GENÉTICA E MEIO AMBIENTE

Várias hipóteses têm sido aventadas para se explicar a maior associação de TEA ao TDAH. Diferentes pesquisas apontam uma sobreposição de fatores de risco, genéticos ou insultos exógenos (drogas, infecções durante a gestação ou nos primeiros tempos da vida, prematuridade etc.). Estes fatores estariam relacionados com alterações estruturais ou funcionais do parênquima cerebral, predispondo ao desenvolvimento destes transtornos (Taurines et al., 2012).

Estudos em famílias e gêmeos fornecem evidências de que o TEA e o TDAH estão associados parcialmente a fatores genéticos (Ronald et al., 2008). Os familiares dos pacientes com um dos transtornos apresentam risco aumentado de apresentar qualquer um dos dois. Em 2014, Polderman et al. demonstraram que o primeiro filho de uma mulher com TDAH teria um risco seis vezes maior de apresentar TDAH e mais que o dobro de ter TEA que a população em geral.

O TEA e o TDAH não apresentam um único gene alterado para todos os casos. Ambos os transtornos estão associados a múltiplos genes, muitos dos quais exercem individualmente pequenos efeitos. Diferentes genes candidatos têm sido identificados como possivelmente associados ao TEA ou TDAH, entretanto, no dia a dia, a maioria dos pacientes não apresenta alterações genéticas específicas que possam ser identificadas neste momento.

Aguardamos que o desenvolvimento da genética possa, num futuro breve, identificar os genes e mecanismos associados a esses dois transtornos, facilitando o diagnóstico e a abordagem terapêutica mais precoce e adequada.

NEUROIMAGEM

Os estudos de neuroimagem no TEA e no TDAH têm identificado tanto alterações específicas para cada um dos transtornos quanto outras que são compartilhadas por eles (Di Martino *et al.*, 2013).

No TEA foi identificado aumento do volume cerebral total, mas mais especificamente dos giros temporais superior e médio (associados à linguagem e comunicação social). A amígdala, que também faz parte do sistema límbico e que está envolvida no controle das emoções e comportamentos sociais, também pode estar aumentada (Di Martino *et al.*, 2013).

No TDAH, os pacientes apresentam uma redução do volume cerebral total, da amígdala e, ainda, diminuição no hemisfério cerebelar direito, que tem fortes conexões com estruturas cerebrais pré-frontais e gânglios da base, e que estão associadas à memória operacional, atenção e capacidade inibitória. Diminuição no volume do corpo caloso e do cerebelo tem sido observada nos dois transtornos (Di Martino *et al.*, 2013).

TRATAMENTO FARMACOLÓGICO

A maioria dos pacientes com TEA não necessita de tratamento farmacológico, mas, no caso da comorbidade com TDAH, a terapia medicamentosa pode estar indicada. Os psicoestimulantes têm sido utilizados com o objetivo de melhorar a capacidade atencional e o controle da hiperatividade e impulsividade.

Os psicoestimulantes têm menor eficácia nos pacientes com TEA e TDAH do que nos pacientes com TDAH isolado. Além disso, alguns efeitos colaterais (irritabilidade, depressão e isolamento social) são mais frequentes quando existe a comorbidade TEA/TDAH (Reichow *et al.*, 2013).

Os psicoestimulantes são considerados como a primeira linha para o tratamento do TDAH associado ao TEA, havendo um número maior de pesquisas com a utilização de metilfenidato, que na opinião dos autores deve ser utilizado inicialmente. No caso de insucesso ou algum outro motivo; na sequência deveria ser utilizado o outro estimulante disponível em nosso meio, como a lisdexanfetamina.

A presença de alterações epileptiformes no eletrencefalograma, com exceção da presença de espícula-onda contínua durante o sono (estado de mal elétrico do sono, que é uma situação extremamente rara), não contraindica o tratamento do TDAH em pessoas com TEA.

Outras medicações que podem ser utilizadas são a atomoxetina (não disponível no Brasil), os alfa-agonistas (clonidina) e a guanfacina (esta última também não disponível em nosso meio).

TRATAMENTO NÃO FARMACOLÓGICO

O tratamento não farmacológico do TEA é abordado nos capítulos 12 e 13. Os pacientes com TEA associado ao TDAH podem ser conduzidos, do ponto de vista não farmacológico, de modo semelhante ao TEA isoladamente em um grande número de vezes.

As disfunções executivas, identificadas nestes pacientes, devem ser abordadas precocemente. Nos primeiros anos de vida, deve ser introduzida terapia baseada na Análise Aplicada do Comportamento (*ABA: Applied Behavior Analysis*), no próprio domicílio e também na escola. A presença de um auxiliar terapêutico em sala de aula é muito importante na maioria das vezes.

Na fase escolar as intervenções devem ser efetuadas de modo proativo, com participação intensa do professor tanto no ensino como nas avaliações. Frequentemente é necessário um ensino pautado, principalmente, em fatos concretos e permissão de provas assistidas com diferenças no conteúdo ou tempo.

Várias outras intervenções podem estar indicadas, dependendo de cada situação como fonoaudiologia, terapia ocupacional, psicopedagogia, terapia de grupo e treinamento parental.

Finalmente, lembramos que a associação de TEA e TDAH é relativamente frequente e implica em pior prognóstico cognitivo e comportamental, em relação a cada transtorno individualmente. O diagnóstico das comorbidades associadas ao TEA não é simples e a avaliação por baterias de testes e escalas não são o suficiente. A avaliação deve ser também baseada em habilidades clínicas e na análise da criança diante de situações do mundo real, na escolar, residência e atividades físicas.

OUTRAS COMORBIDADES

Eloisa Helena Rubello Valler Celeri
Maria Augusta Montenegro

A ocorrência de comorbidades é frequente em psiquiatria infantil e seu diagnóstico é extremamente importante, pois identifica alvos específicos de intervenções, diminuindo os prejuízos para o desenvolvimento e favorece o prognóstico e qualidade de vida.

No caso específico de crianças e adolescentes com transtorno do espectro autista (TEA), a tarefa de acessar e diagnosticar condições comórbidas é extremamente delicada e complexa, uma vez que, habitualmente, os sintomas psiquiátricos relatados e observados tendem a ser atribuídos ao TEA, o que nem sempre é o caso.

A avaliação de certos transtornos psiquiátricos comórbidos impõe uma série de desafios ao clínico, dentre eles podemos citar: a ampla variabilidade de QI e as dificuldades de comunicação entre os pacientes com TEA, que dificultam a avaliação e produzem incertezas nos cuidadores a respeito da inferência de certos estados mentais.

Apesar destas dificuldades, estudos têm demonstrado altas prevalências de transtornos comórbidos ao TEA, sendo os mais prevalentes: transtorno do déficit de atenção e hiperatividade (TDAH), transtorno desafiador de oposição (TDO), transtornos de ansiedade, transtornos depressivos, irritabilidade e problemas comportamentais (Simonoff *et al.*, 2008). Além das comorbidades psiquiátricas, também existem doenças genéticas, problemas gastrointestinais, epilepsia, problemas do sono, entre outros.

IRRITABILIDADE E PROBLEMAS COMPORTAMENTAIS
Estas são dificuldades extremamente prevalentes em crianças com TEA, que podem tornar-se crônicas e incapacitantes, se não forem

rapidamente diagnosticadas e tratadas. A irritabilidade aparece frequentemente como explosões que se expressam por vocalizações ou agitação motora desencadeadas por raiva, frustração ou estresse.

Geralmente os pais referem-se a estes episódios como crises de birra, crise de nervos ou ataques de raiva, que se não forem adequadamente acessados e tratados podem se tornar precursores de comportamentos mais agressivos.

Já o termo problemas comportamentais designa atos de agressão, com alto potencial de produzirem danos ao outro (heteroagressividade), a si mesmo (autoagressividade) ou a propriedade (quebra ou destruição de objetos). Geralmente irritabilidade e problemas comportamentais caminham juntos e são avaliados e acessados conjuntamente no TEA.

Podemos agrupar os fatores contribuintes para a irritabilidade e problemas de comportamento no TEA em 5 grandes domínios (McGuire *et al.*, 2016):

1. *Coocorrência de condições médicas (Bauman ML, 2010):* especialmente se este comportamento se iniciou recentemente.

   Este é um domínio raramente avaliado, mas extremamente importante. Grandes desafios surgem com pacientes com TEA que muitas vezes se mostram incapazes de localizar sintomas ou descrevê-los.

   Além de um exame físico cuidadoso, deve-se revisar todas as medicações que estão sendo utilizadas ou medicações que recentemente foram descontinuadas, pois esta pode ser a causa da irritabilidade/problemas comportamentais.

   As crianças com TEA estão sujeitas a apresentar todas as doenças próprias da infância, sendo frequentes também problemas gastrointestinais (diarreia, constipação e dor abdominal), problemas dentários e distúrbios do sono (insônia).

2. *Falta de comunicação funcional:* sendo a irritabilidade/agressividade a forma como a criança manifesta frustração. Neste caso, torna-se fundamental o encaminhamento para intervenções apropriadas e efetivas que facilitem a comunicação expressiva.

3. *Estressores psicossociais:* crianças com transtornos do desenvolvimento têm risco elevado de abuso físico e sexual e serem vítimas de *bullying*.

4. *Padrões de reforço inadequados:* as crises são desencadeadas por certos eventos no meio ambiente e servem como um reforçador

específico para o paciente. Por exemplo, os problemas comportamentais são desencadeados quando o paciente se defronta com algo que não deseja fazer (uma tarefa difícil), ele tem a crise e esta faz com que ele não precise mais executar o que foi solicitado. Desta forma, o comportamento persiste, pois produziu a consequência desejada.
5. *Comorbidade psiquiátrica:* irritabilidade é um sintoma associado a uma série de transtornos psiquiátricos (TDAH, transtornos de ansiedade, transtorno obsessivo-compulsivo e transtornos do humor), que devem ser avaliados e tratados adequadamente.

ANSIEDADE

Os transtornos de ansiedade coocorrem com bastante frequência no TEA, com estudos indicando prevalências de até 40% (Zaboski, 2018). Estudos que examinaram os tipos de transtorno de ansiedade em indivíduos com TEA indicam que fobias específicas, transtorno de ansiedade generalizada, fobia social, transtorno de ansiedade de separação e transtorno obsessivo compulsivo são os mais frequentes. Eles apresentam distribuição muito semelhante à encontrada na população que não apresenta TEA, mas com uma ressalva: os comportamentos compulsivos são mais prevalentes nos pacientes com TEA (6-37%) do que nos jovens com desenvolvimento típico (1%; Kerns *et al.*, 2014). A apresentação clínica dos transtornos de ansiedade em parte da população com TEA (48%) assemelha-se bastante à apresentação em crianças neurotípicas.

Outra parte das crianças com TEA (46%), porém, apresentam sintomas de ansiedade atípicos, diferentes dos critérios das categorias diagnósticas do DSM 5 (American Psychiatric Association, 2013), não ficando ainda claro se estes sintomas representam uma variação de ansiedade no TEA ou uma característica do próprio TEA. São exemplos destes sintomas atípicos (Kerns *et al.*, 2014):

1. Desconforto social (sintomas somáticos em situações sociais, esforços para escapar ou evitar locais onde poderá encontrar-se com pessoas, aumento de irritabilidade, comportamento autolesivo ou agressivo em situações sociais), sem apresentar medo de uma avaliação negativa (como ocorre no transtorno de ansiedade social).
2. Fobias específicas não comuns (de choro de criança, tosse, certas músicas, parabéns, supermercado, balões, bolas de sabão, fogo, teia

de aranha). Devendo antes ter sido afastado hipersensibilidade a barulho e estímulo sensorial.

3. Preocupações com rotinas, novidades e interesses restritos: preocupação ou medo relacionados com pequenas mudanças de rotina, mudanças na rotina de casa, preocupação excessiva em não poder acessar objeto de interesse restrito ou que regras possam ser quebradas.

4. Comportamento compulsivo/ritualístico: rituais no horário de refeições, rituais verbais, uso invasivo de certas frases ou palavras, insistências em desligar ou ligar certo aparelho, fechar portas, deixar manga de camisa abaixada, sapatos não poderem entrar em casa.

Apesar das dificuldades, este é um diagnóstico importante de ser realizado, uma vez que a ansiedade pode exacerbar sintomas de TEA, interferir com as intervenções terapêuticas, propiciar crises de irritabilidade e agressividade, afetar o desempenho acadêmico e a inserção escolar.

DEPRESSÃO

As síndromes depressivas têm sido comumente associadas ao TEA, apesar de pouco estudadas. Sua prevalência variando de 0,9 a 29% em crianças e adolescentes, dependendo da população, idade e método de avaliação. Comparativamente, cerca de 3% de crianças e 11% de adolescentes na população geral estão ou estiveram recentemente deprimidos (Mayes *et al.*, 2011; Whitehouse *et al.*, 2009).

Os sintomas do TEA podem mascarar as características cardinais da depressão, já que o seu diagnóstico se baseia no relato subjetivo de sentimento de tristeza, falta de esperança e apatia, algo nem sempre possível em função dos prejuízos sociais, cognitivos e de comunicação típicos do TEA.

Desta forma, a identificação e diagnóstico passam a basear-se em comportamentos e mudanças do estado mental (tristeza, choro fácil, labilidade do humor, apatia, irritabilidade, agressividade, distúrbios do sono e do apetite, diminuição na funcionalidade ou regressão nas habilidades, diminuição do autocuidado, comportamento autolesivo, além de sintomas catatônicos) referidos por familiares (Magnuson & Constantino, 2011).

TRANSTORNO DESAFIADOR DE OPOSIÇÃO OU TRANSTORNO DE OPOSIÇÃO DESAFIANTE

O transtorno desafiador de oposição (TDO) caracteriza-se por um padrão frequente e persistente de humor raivoso/irritado, comportamento desafiador, questionador e antagonista, teimosia, resistência para obedecer a ordens e regras, incomodando deliberadamente as pessoas e culpando os outros por seu mau comportamento.

Apesar de a literatura indicar o TDO como uma possível comorbidade do TEA, este não é um diagnóstico fácil de ser realizado, recomendando-se uma postura conservadora quando sintomas de desobediência, desafio e oposição aparecem. É importante compreender que estes sintomas podem ser consequência dos sintomas do TEA, como falta de percepção social, dificuldades em lidar com mudanças ("*sameness*") ou com certas demandas específicas ou dificuldades no processamento sensorial. Ou seja, muitas vezes os sintomas podem não ser um desafio proposital (Constantino & Marrus, 2017).

DISTÚRBIOS DO SONO

Dificuldades de sono são muito comuns em crianças e adolescentes com TEA, com prevalências variando entre 50 e 80% (Malow *et al.*, 2016), sendo uma queixa frequente de pais de crianças e adolescentes com TEA.

Estudos têm associado as dificuldades de sono a transtornos internalizantes e externalizantes, pior capacidade adaptativa, maior prevalência de dificuldades comportamentais durante o dia, incluindo hiperatividade, hipersensibilidades, ansiedade e comportamentos autoestimulantes, agressividade. (Mannion & Leader, 2013)

Investigar a presença, avaliar e tratar dificuldades de sono é parte fundamental da atenção e cuidado à criança e adolescente com TEA, pois muitas vezes estas queixas não são referidas espontaneamente pelos pais, que tendem a acreditar que elas fazem "parte do TEA". As causas destas dificuldades são complexas e multifatoriais, como por exemplo:

1. Higiene do sono inadequada (como ocorre em crianças com desenvolvimento neurotípico).
2. Associadas às condições médicas, como epilepsia ou refluxo gastroesofágico.

3. Associada às dificuldades de comunicação próprias do autismo (dificuldades com transições ou dificuldades de compreender as expectativas dos pais em relação ao sono).
4. Associadas às comorbidades psiquiátricas como depressão e ansiedade.

DEFICIÊNCIA INTELECTUAL

Deficiência intelectual é uma comorbidade frequente na criança com TEA; entretanto, nos casos de deficiência com QI inferior a 50, nem sempre é fácil determinar se a criança tem uma deficiência intelectual "pura" ou se a deficiência intelectual está associada ao TEA. A maior dificuldade ocorre porque mais da metade das crianças com QI inferior a 50 apresentam também problemas na comunicação social, comportamentos estereotipados e transtornos do desenvolvimento de linguagem.

Muitas vezes, quando falamos de TEA, associamos o diagnóstico de deficiência intelectual, o que nem sempre corresponde à realidade. No TEA a deficiência intelectual pode estar associada, porém constitui diagnóstico diferente.

Não existe um único padrão cognitivo esperado em relação ao TEA, mas sabe-se que frequentemente há um perfil irregular, na presença de grandes discrepâncias entre as áreas cognitivas, ou seja, funções que podem estar extremamente prejudicadas e outras apresentarem bom desempenho (em alguns casos até mesmo acima do esperado).

A avaliação formal da cognição é feita através da avaliação neuropsicológica. Idealmente, esta avaliação dever ser feita após os seis anos de idade. Apesar de haver críticas sobre o real valor de definirmos a cognição (inteligência) através da medida do QI (quociente de inteligência), esta ainda é uma ferramenta útil nos dias de hoje. A cognição pode ser classificada conforme a pontuação obtida no teste de QI (Quadro 10-1).

Quadro 10-1. Interpretação do Resultado da Avaliação do QI

QI Total	Diagnóstico
≥ ou = 130	Muito superior
120-129	Superior
80-119	Normal
71-79	Limítrofe
≤ ou = 70	Deficiência intelectual

HABILIDADES ESPECIAIS

A criança com habilidade especial apresenta inteligência muito superior ao esperado para sua idade. Habilidade especial (também conhecido como criança superdotada) é definida como QI igual ou superior a 130.

A presença de habilidade especial geralmente é subdiagnosticada na criança com TEA. Uma das maiores dificuldades é que o diagnóstico do TEA muitas vezes é realizado em primeiro lugar. Consequentemente, todos os outros sintomas acabam sendo atribuídos ao TEA.

A avaliação neuropsicológica é fundamental para definir o diagnóstico. Não só a presença de habilidades especiais, mas também qual o tipo de habilidade (nem sempre a criança tem habilidade especial em todas as esferas do conhecimento).

Outra forma de habilidade especial é o savantismo, ou *savant*; onde o paciente apresenta deficiência intelectual grave (ou transtorno do espectro autista grave) e é incapaz de realizar tarefas simples, havendo necessidade de supervisão para as atividades do dia a dia. Entretanto, ele apresenta algum talento absolutamente fora do comum. Por exemplo, toca piano maravilhosamente bem (sem nunca ter estudado); calcula o ano de nascimento da pessoa em segundos a partir da sua idade (mas não consegue realizar uma conta simples); sabe qual dia da semana caiu uma data específica, etc.

PROBLEMAS GASTRINTESTINAIS

São relativamente comuns em crianças e adolescentes com TEA, podendo favorecer o aparecimento de sintomas comportamentais tais como: autolesões, agressividade e problemas de sono.

Os problemas gastrointestinais incluem: diarreia, constipação intestinal, dor abdominal, flatulência, inchaço abdominal, refluxo gastroesofágico, alergia a certos alimentos e doenças inflamatórias intestinais (Buie *et al.*, 2010).

DIFICULDADES ALIMENTARES

Algumas crianças com TEA são muito seletivas em relação aos alimentos, sendo que algumas chegam a recusar a alimentação. As refeições podem ser um evento estressante tanto para a criança como para os cuidadores pois, eventualmente, a criança pode apresentar náusea ou até mesmo vomitar durante a refeição.

Parte da dificuldade alimentar é causada porque problemas gastrintestinais são mais frequentes na criança com TEA; entretanto, dificuldades sensoriais podem contribuir para a seletividade ou recusa alimentar. Algumas texturas, sabores ou temperaturas podem causar desconforto para a criança com TEA, causando a recusa alimentar.

A terapia ocupacional pode ajudar a criança com TEA a aprender a mastigar, engolir e lidar melhor com as diferentes texturas e sabores.

AVALIAÇÃO NEUROPSICOLÓGICA

CAPÍTULO 11

Catarina Abraão Guimarães

Em decorrência da falta de uniformidade clínica apresentada, a compreensão e o diagnóstico do transtorno do espectro autista (TEA) são complexos, pois as características podem variar dependendo da gravidade, do nível de desenvolvimento e da idade da criança. Os parâmetros essenciais para o diagnóstico envolvem o comprometimento significativo no desenvolvimento das áreas de interação e comunicação social (variando de alterações verbais e não verbais) associado a padrões de comportamento e interesses restritos e repetitivos, que podem estar presentes na história atual ou anterior da criança. As alterações geram prejuízos no funcionamento pessoal, social e/ou acadêmico (American Psychiatric Association, 2013).

No entanto, os sintomas variam amplamente e os comprometimentos podem ser de grau leve ao grave, o que justifica porque atualmente nos referimos ao autismo como um espectro de transtornos (Cavaco, 2017).

Não há um exame específico que determine o quadro. Em geral, ele é realizado a partir do preenchimento dos critérios clínicos, baseado nas observações e relatos sobre as dificuldades da criança em diferentes contextos. Além destes, existem vários quadros genéticos e neurológicos identificáveis que apresentam diagnósticos característicos que também estão englobados no espectro do autismo. Muitas vezes, são necessárias avaliações com diferentes profissionais. Dentre elas, a avaliação neuropsicológica, realizada por psicólogo especializado, tem-se mostrado um importante procedimento.

A abordagem neuropsicológica tem como objetivo trabalhar aspectos da área cognitiva, comportamental e emocional do paciente, a fim de melhorar sua funcionalidade e qualidade de vida (Byard, 2011). De maneira geral, a avaliação neuropsicológica tem como objetivo investigar e descrever detalhadamente as funções cognitivas e o comportamento da criança, considerando-se o desenvolvimento esperado para a sua faixa etária e correlacionando-se os achados ao funcionamento cerebral. (Lezak *et al.*, 2004)

Esse processo de investigação ocorre por meio da realização de determinadas ferramentas, como: entrevistas com os pais ou responsáveis, testes psicológicos e neuropsicológicos (realizados com a criança), escalas e questionários, técnicas de observação e obtenção, junto aos pais, professores, familiares e pessoas próximas da criança, de informações adicionais como, por exemplo, aquelas referentes à socialização, brincadeiras e desempenho acadêmico. A partir desses procedimentos, diferentes áreas do desenvolvimento são avaliadas, como:

- Funções visuais.
- Atenção (concentrada, seletiva e dividida).
- Funções executivas (organização, planejamento e flexibilidade mental).
- Praxia construtiva (funções visuoespaciais e visuomotoras).
- Linguagem (receptiva e expressiva).
- Processos de memória (verbais e visuais).
- Nível intelectual (global e específicos), além dos aspectos comportamentais.

Existem vários testes, questionários e escalas que podem ser utilizados e a escolha destes exigirá do neuropsicólogo a consideração da idade ou nível de desenvolvimento e do grau de adequação do instrumento às dificuldades da criança. No caso de suspeita de TEA, a avaliação neuropsicológica deve ser ampla, mas relevância deve ser dada à investigação das seguintes funções:

- *Linguagem:* pode haver ausência, atraso na aquisição ou desenvolvimento. Alguns podem apresentar déficits evidentes, envolvendo a linguagem expressiva ou receptiva. Outros podem desenvolver a linguagem oral, mas apresentar algumas características peculiares, como alterações de entonação, dificuldade para compreender informações não literais, como, por exemplo, piadas, ironias e metáforas ou interpretar inferências, dificuldade para manter uma conversa, evidenciando uma linguagem repetitiva, descontextualizada ou assuntos perseverativos. A análise qualitativa e não só quantitativa na avaliação neuropsicológica em conjunto com a fonoaudiológica, oferecerá informações relevantes quanto a esses aspectos.

- *Atenção e controle de comportamento:* verificar a presença de hiperatividade, redução do foco atencional, impulsividade, auto e heteroagressividade, recusa de alterar determinadas atitudes, brincadeiras ou opiniões de maneira persistente, que podem vir acompanhadas de descontroles emocionais e hipo ou hipersensibilidade a sons, cheiros, dor e contato físico.
- *Processos de memória (verbais e visuais):* em alguns casos, podem ser identificadas habilidades especiais de alguns tipos de memória, discrepantes quando comparadas a outras funções cognitivas, consideradas independentes da inteligência. Outros podem apresentar dificuldade significativa em algum dos processos de memória verbal ou visual.
- *Funções executivas (FEs):* referem-se a um conjunto de processos neurocognitivos complexos, que incluem atividades de seleção e estabelecimento de objetivos, de planejamento, monitoramento e sequenciamento de ações. Entre os subprocessos inclusos no gerenciamento das FEs, destacam-se o planejamento, a flexibilidade cognitiva, o controle inibitório, e a memória de trabalho/operacional, que atualmente são considerados de especial relevância para o entendimento do TEA (Bosa *et al.,* 2016).

Além dessas áreas, sabe-se hoje da importância de se incluir na avaliação neuropsicológica, a investigação de outras habilidades específicas, como as atividades de:

- *Teoria da mente:* capacidade de atribuir e representar, em si próprio e nos outros, os estados mentais independentes, como, crenças, intenções, desejos e conhecimento, e de compreender que os outros possuem intenções, crenças e desejos, que são distintos dos seus.
- *Reconhecimento de emoções:* capacidade de discriminar estados mentais através das expressões faciais, sendo que essa dificuldade não se deve ao comprometimento da inteligência geral. O reconhecimento das categorias que constituem a expressão facial seria a base, na qual crianças autistas, embora reconheçam os elementos que compõe as expressões faciais, não apresentam condições de, ao juntá-los, atribuir a esta um significado específico (Assumpção Jr *et al.,* 1999).
- *Atenção compartilhada:* habilidade da criança em seguir e direcionar o olhar, compartilhar a atenção para objetos e pessoas a partir de

comportamentos de apontar, mostrar e olhar, e reconhecer intenções. Episódios de atenção compartilhada fornecem informação à criança sobre seu ambiente, permitindo aos indivíduos estabelecer referência para a língua falada e a socialização (Mundy et al., 1990; Menezes & Perissinoto, 2008).

Outra informação importante oferecida pela avaliação neuropsicológica está associada ao nível intelectual. Muitas vezes, quando falamos de autismo, associamos o quadro ao diagnóstico de deficiência intelectual, o que não corresponde à realidade. No TEA e transtorno de desenvolvimento intelectual, a deficiência intelectual pode estar associada, mas constitui diagnóstico diferente.

Um diagnóstico de TEA em uma pessoa com deficiência intelectual, somente deve ser realizado se a comunicação e a interação social estão significativamente prejudicadas em relação ao nível de desenvolvimento de suas habilidades não verbais. Diferentemente, a deficiência intelectual é o diagnóstico apropriado quando não há discrepância entre o nível das habilidades de comunicação social e outras habilidades intelectuais (American Psychiatric Association, 2013).

Ainda em relação ao nível de inteligência, no lado oposto da deficiência intelectual, naquelas crianças com nível de inteligência muito superior ou habilidades especiais, que configuram os quadros de altas habilidades/superdotação, apenas devem ser diagnosticadas com TEA, caso exista significativa discrepância das habilidades sociais, em relação ao seu nível intelectual. Portanto, a avaliação neuropsicológica também auxilia no diagnóstico diferencial dos quadros.

Não existe um único padrão cognitivo esperado em relação ao TEA, mas sabe-se que frequentemente há um perfil irregular, na presença de grandes discrepâncias entre as áreas cognitivas, ou seja, funções que podem estar extremamente prejudicadas e outras apresentarem bom desempenho (em alguns casos até mesmo acima do esperado).

Por isso, são necessárias estimativas separadas das funções cognitivas, como por exemplo, das habilidades verbais e não verbais (p. ex., o uso de testes não verbais para avaliar possíveis pontos fortes naqueles pacientes com comprometimento de linguagem; American Psychiatric Association, 2013).

O fato da avaliação neuropsicológica envolver, além dos dados qualitativos (obtidos pelas observações e coletas de informações), os dados quantitativos por meio da aplicação de testes, ou seja, de atividades padronizadas mediante a comparação do desempenho da criança em relação ao seu grupo normativo, permite a obtenção de informações objetivas (saber se o desenvolvimento está na média, acima ou abaixo do esperado), capazes de contribuir de forma significativa para o diagnóstico válido e confiável.

A neuropsicologia vem-se destacando no que diz respeito ao TEA, pelas evidências apresentadas tanto nos comprometimentos cognitivos e comportamentais manifestados como também em relação às competências e funções preservadas.

Através da avaliação neuropsicológica pode-se perceber quais as funções e as disfunções desenvolvidas pela criança com TEA, permitindo uma intervenção e tratamento nos mais diversos contextos da criança (Cavaco, 2017). Ela também auxilia no prognóstico, pois possibilita o acompanhamento do desenvolvimento do paciente, ao oferecer uma linha de base que servirá como parâmetro para comparações futuras. Através da realização de avaliações neuropsicológicas periódicas (p. ex., reavaliações após 12, 18 ou 24 meses), é possível identificar as evoluções que a criança vem apresentando e a partir daí, definir a necessidade de mudanças em relação às intervenções terapêuticas.

Portanto, a avaliação neuropsicológica oferece o delineamento do perfil cognitivo e comportamental das crianças; ou seja, identifica e descreve quais as funções cognitivas e comportamentais estão preservadas e quais estão prejudicadas, bem como os níveis de comprometimento. Isto auxilia tanto nas questões diagnósticas como no planejamento de estratégias e condutas terapêuticas e educacionais a serem oferecidas, visando melhor desenvolvimento, funcionamento e qualidade de vida dos pacientes com TEAs (Bosa *et al.*, 2016).

FONOTERAPIA E TERAPIA OCUPACIONAL

CAPÍTULO 12

Ecila Paula dos Mesquita
Maria Augusta Montenegro

O tratamento não medicamentoso do transtorno do espectro do autista (TEA) caracteriza-se por intervenção precoce através de terapias que visam potencializar o desenvolvimento do paciente. Atualmente existem várias modalidades de terapias que podem ser utilizadas no tratamento não medicamentoso do TEA. Neste capítulo abordaremos as duas terapias mais tradicionais: fonoterapia e terapia ocupacional. A terapia ABA (Applied Behavior Analysis) será discutida em um capítulo separado.

FONOTERAPIA

Considera-se que o TEA envolve alterações qualitativas em três áreas: dificuldade de interação social, dificuldade de comunicação verbal e não verbal, padrões restritos e repetitivos de comportamento. Nesses quadros as dificuldades de comunicação e linguagem não são uma consequência, mas um fator que faz parte da doença (American Psychiatric Association, 2013).

As manifestações do TEA podem variar muito em função do nível de desenvolvimento e da idade cronológica da criança. É de acordo com as manifestações apresentadas que a intervenção fonoaudiológica será realizada.

Uma pergunta frequente diante de algumas crianças com TEA é: "Se ele fala tão bem, como pode ter problemas de comunicação?"

Por isso se faz necessário diferenciar fala de linguagem. Fala pode ser definida como a sequencialização de fonemas através de um ato motor para a produção das palavras. O surgimento das primeiras palavras da criança é um evento muito esperado pela família, especialmente pelos pais. O atraso na produção dessas primeiras palavras pode ser um sinal importante de atraso no desenvolvimento e pode ou não ser manifestado pelas crianças com TEA.

Já a linguagem é um processo mais complexo, que envolve não só a fala, mas outras habilidades importantes e essenciais para que a mensagem seja transmitida a outra pessoa. O objetivo da linguagem é comunicar-se com o outro, entendendo o que lhe é dito e se fazendo entender. Para isso, só a articulação de sons em palavras (fala) às vezes não é suficiente para uma comunicação efetiva. A eficiência de um bom processo comunicativo necessita de outras habilidades. É necessário estruturar adequadamente o que se quer dizer em forma de frases coordenadas e coerentes, vocabulário compatível, fluência e entonação apropriada.

Dificuldades relacionadas com a linguagem são bem mais comuns na criança com TEA, principalmente porque a área da interação social também está comprometida, e para uma comunicação efetiva, é necessário interagir com outras pessoas.

Outro fator importante no processo do desenvolvimento da linguagem é a atenção compartilhada, pois é um precursor da compreensão das intenções comunicativas dos outros, da imitação com inversão de papéis e da linguagem.

Falhas na atenção compartilhada têm sido consideradas indicadores bastante poderosos do TEA, junto com o jogo simbólico, permitindo diferenciar crianças com TEA de crianças com outros tipos de atraso no desenvolvimento (Carpenter & Tomasello, 2000; Mundy & Stella, 2000).

Portanto, mesmo que a criança ainda não fale, ela pode ter a intenção de se comunicar e apresentar linguagem não verbal adequada e eficiente. No entanto, há manifestações precoces (envolvendo o brincar e a interação com o outro) que mostram falhas na comunicação da criança, mesmo que essa ainda não esteja falando. (Quadro 12-1)

Quadro 12-1. Sinais de Falha na Atenção Compartilhada que Podem Ser Observados em Crianças com Menos de 2 Anos de Idade

- Falta de interesse por brinquedos
- Pouca atenção aos adultos
- Ausência de brincadeiras imitativas
- Dificuldades na linguagem não verbal, como apontar, olhar, engajar-se no outro, uso de expressões faciais, gestos reguladores, postura corporal

O atraso na aquisição da fala certamente é um sinal de alerta para o fato de que algo está errado no desenvolvimento, mas isso não significa que toda criança que tem atraso na aquisição da fala tem TEA, nem que toda criança com TEA apresentará atraso na fala.

As alterações de fala e linguagem podem variar muito nas crianças com TEA, portanto, a intervenção fonoaudiológica deve ser individualizada e ter o objetido de ajudar a desenvolver toda área da comunicação (envolve mais do que a fala e a linguagem). A comunicação para ser efetiva precisa ser funcional, ou seja, não é só a repetição de palavras ou produção de fala sem intenção comunicativa.

O objetivo inicial de qualquer intervenção é o de minimizar os déficits existentes, e fortalecer as habilidades da criança, promovendo assim sua autonomia e qualidade de vida e aliviando também o estresse familiar (Lima, 2012).

A intervenção fonoaudiológica deve ser capaz de estimular as seguintes áreas: comunicação (fala e linguagem), socialização, autonomia e competências acadêmicas. Há muitas metodologias que possuem esse objetivo e que são categorizadas de acordo com sua orientação teórica. No entanto, a intervenção fonoaudiológica será abordada aqui de maneira geral, sem especificação de metodologias. O mais importante é esclarecer que a intervenção deve ser iniciada o mais precoce possível, mesmo que o diagnóstico ainda não tenha sido formalmente realizado.

Muitas famílias se preocupam em ter o diagnóstico o mais rápido possível para que o fonoaudiólogo inicie a intervenção. No entanto, o diagnóstico de TEA não é restrito apenas a um profissional, mas sim a uma equipe interdisciplinar. E muitas vezes não é possível confirmar o diagnóstico de TEA nos primeiros anos de vida. Um dos motivos é que o atraso de fala e linguagem pode estar presente em outros transtornos e é a evolução da criança que vai direcionar o diagnóstico final.

É muito importante lembrar que a intervenção fonoaudiológica pode ser iniciada independente do diagnóstico do TEA ter sido formalizado e deve ser direcionada às manifestações apresentadas pela criança no momento.

As alterações comunicativas vão desde atrasos no desenvolvimento da linguagem até dificuldades no uso funcional da comunicação. Algumas crianças podem apresentar fala, mas outros não conseguem desenvolver a mesma, utilizando outros meios comunicativos como vocalizações e gestos. Quando a criança se comunica verbalmente, podem ocorrer dificuldades discursivas (como iniciativa de comunicação, troca e manutenção da conversação) e narrativas (organização temporal das partes da história, uso de elementos de coesão, entre outros; Fernandes *et al.*, 2013).

É importante identificar qual o meio comunicativo que a criança utiliza para se comunicar e valorizá-lo, estimulando outras formas de expressão. Durante as tentativas de comunicação, devemos procurar ficar em uma posição que facilite a atenção compartilhada da criança. Também é preciso evitar muitas informações ao mesmo tempo, usando linguagem simples e objetiva, sem metáforas na fala, já que a criança com TEA possui muita dificuldade em entender as inferências da linguagem e as palavras de duplo sentido. As atividades utilizadas devem ser bem estruturadas, com o uso de recursos concretos.

A intervenção com as crianças que ainda não falam, tem como prioridade a estimulação da fala, procurando favorecer o aumento na quantidade de palavras faladas, e que essas tenham funcionalidade em sua comunicação. O aumento da quantidade de palavras facilita o trabalho de desenvolvimento das outras habilidades de linguagem, como: estruturar frases (sintaxe), relacionar palavras com seu significado (semântica) e o uso dessa linguagem para pedir, protestar, perguntar, narrar (pragmática). É importante que algumas famílias estejam conscientes de que nem toda criança desenvolverá oralidade, mas que há outras formas de comunicação que podem ser estimuladas. No entanto, a oralidade deve ser estimulada ao máximo.

Para as crianças que já falam, devemos procurar desenvolver a funcionalidade da sua comunicação, estimulando a produção de frases cada vez mais completas, com uso de preposições, artigos, pronomes (elementos de ligação). O reconto de histórias e a narração de eventos envolvendo a própria criança devem ser estimulados após ela ter condições de formular pequenas frases. Todo o trabalho de intervenção fonoaudiológica deve conter atividades que desenvolvam as expressões faciais da criança e do outro, associando-as aos sentimentos. Por exemplo, quando a criança faz algo que não estava combinado durante as sessões, mostrar a ela a expressão do fonoaudiólogo de tristeza, ou de frustração. Isso facilitará o desenvolvimento de estratégias para que ela consiga se expressar e dizer ao outro quando não entendeu o que ele disse, poder falar o que está sentindo e o que quer.

Outro momento fundamental no desenvolvimento das crianças com TEA é quando essas entram no período da alfabetização. Estimular habilidades necessárias ao desenvolvimento da leitura e escrita, para que a criança consiga ser alfabetizada com menos dificuldade, também é um dos objetivos da intervenção fonoaudiológica. É importante que a criança com TEA frequente escola regular na primeira infância, a fim de favorecer seu desenvolvimento acadêmico e social.

A capacidade de aprendizagem acadêmica está relacionada com o nível cognitivo e linguístico da criança com TEA. Quanto mais elevadas forem as competências cognitivas e linguísticas, mais fácil será o acesso à aprendizagem acadêmica. Como a linguagem oral e escrita possuem uma relação direta, fica fácil entender que a alfabetização se torna mais difícil para as crianças que não atingiram a oralidade.

Para as crianças que atingiram a oralidade, o preparo para alfabetização deve ser realizado o mais breve possível, com estimulação da consciência fonológica e associação fonema-grafema (som-letra). Se a criança com TEA desenvolveu fala, provavelmente ela será alfabetizada.

Entretanto, conforme a demanda acadêmica aumenta as dificuldades com os textos lidos e escritos podem aumentar. Isso é esperado porque se a criança tem dificuldades em fazer associações e inferências na linguagem oral; provavelmente isso também vai ocorrer na linguagem escrita. O mais comum é que essas crianças tenham muita dificuldade em interpretar textos e em produzi-los espontaneamente também. Há como melhorar essas habilidades, mas também devemos entender que essas crianças possuem um limite a ser alcançado com relação à subjetividade da linguagem.

Os pais possuem momentos muito propícios para a estimulação da linguagem, mais ainda do que aqueles preparados em ambiente clínico pelo fonoaudiólogo. E esses momentos devem ser explorados para ampliar o repertório comunicativo. Por exemplo: durante o banho, conversar com a criança sobre o que estão fazendo, nomeando as partes do corpo que estão sendo lavadas, falar a sequência de atividades que serão feitas, etc. (Fernandes *et al.*, 2013). A participação dos familiares no processo de intervenção fonoaudiológica da criança com TEA é importante e imprescindível para a boa evolução do processo terapêutico.

TERAPIA OCUPACIONAL

A terapia ocupacional (TO) pode ajudar a melhorar o comportamento da criança com TEA e também sua independência para atividades do dia a dia e desempenho escolar. Não existe um plano único para todos os pacientes com TEA. O ideal é um plano individualizado para cada paciente. Os principais objetivos da TO são:

- Comunicação.
- Interação com outras pessoas.
- Independência em atividades do dia a dia.
- Habilidades motoras.
- Resposta a estímulos sensoriais.
- Como expressar adequadamente sentimentos.

Parte dos problemas de interação social da criança com TEA é devido a problemas sensoriais. A grande maioria dos pacientes com TEA tem dificuldades sensoriais, que podem estar relacionadas com a hipersensibilidade (um carinho incomoda) ou a hipossensibilidade (não chora quando se machuca). Às vezes a criança está irritada em razão de algum estímulo sensorial, mas não consegue identificar isto. Os pais devem estar alertas para ajudar o paciente a identificar potenciais estímulos que trazem desconforto. Alguns exemplos mais comuns são:

- Não gostam de ser tocadas.
- Etiqueta de roupas incomodam.
- Algumas texturas de tecido podem incomodar.
- Seletividade alimentar (texturas ou sabores não são tolerados).
- Barulho (fogos, liquidificador, etc.) incomoda mais do que o esperado.
- Não chora quando se machuca.
- Não quer colocar agasalho mesmo estando muito frio.
- Não quer tirar o agasalho mesmo estando calor.

A terapia ocupacional com ênfase na integração neurossensorial tem como base expor a criança a um estimulo sensorial de forma repetitiva, fazendo que, com o tempo, o paciente consiga processar o estímulo de forma mais eficiente.

Apesar de a terapia de integração neurossensorial apresentar algum resultado, o tratamento das dificuldades sensoriais de muitos pacientes ainda é um desafio. Mais estudos ainda são necessários para definir melhor o papel desta terapia no tratamento do TEA (Weitlauf, 2017).

Concluindo, a participação dos familiares nos processos de intervenção da criança com TEA é fundamental. Ouvir quais as maiores dificuldades da criança na perspectiva dos pais, assim como o que eles esperam do processo de intervenção é o primeiro passo para uma boa parceria com a família.

É importante que o terapeuta monte um programa de atividades que os pais possam executar em casa para reforçar o que foi estimulado durante as sessões. Outro ponto importante é que os pais se mantenham atentos ao progresso do filho, tentando aproveitá-lo ao máximo e favorecendo o desenvolvimento de novas habilidades, de acordo com as orientações do terapeuta.

A escola também possui papel importante no tratamento não medicamentoso da criança com TEA. Dependendo da necessidade apresentada pela criança, a escola pode disponibilizar provas diferenciadas, professores auxiliares, materiais didáticos adaptados, material alternativo de comunicação, entre outros. O contato da escola com os terapeutas é muito importante, pois geralmente as adaptações escolares da criança com TEA devem ser individualizadas.

TERAPIA COMPORTAMENTAL

Mayra Bonifácio Gaiato
Erasmo Barbante Casella

Para qualquer nível de gravidade do transtorno do espectro autista (TEA) é consenso que o tratamento deve ser realizado com terapias comportamentais, baseando-se na reabilitação das áreas cognitivas afetadas (Dawson *et al.*, 2012).

Graças à alta capacidade de neuroplasticidade na infância, é possível criar e remodelar redes neurais de acordo com os estímulos que as crianças recebem. O cérebro é capaz de mudar sua estrutura física e também sua atividade. Quando o tratamento do TEA é direcionado a comportamentos e aprendizagens funcionais, as crianças podem apresentar melhora significativa (Dawson *et al.*, 2012).

Sabemos que as terapias que possuem comprovação científica de eficácia no tratamento do autismo são baseadas nas principais metodologias comportamentais: Applied Behavior Analysis (ABA) e Modelo Denver de Intervenção Precoce (*ESDM: Early Start Denver Model*) (Roane *et al.*, 2016; Fulton *et al.*, 2014).

Estudos com grupos controle e randomizados mostram que se é possível eliminar comportamentos considerados inadequados e potencializar uso de comportamentos funcionais, independência e autonomia (Roane *et al.*, 2016).

ABA pode ser traduzida para o português como Análise do Comportamento Aplicada. É a terapia comportamental que trabalha com comportamentos que podem ser observados e modificados (Roane *et al.*, 2016). Os princípios básicos estão fundamentados nas pesquisas de Skinner (Skinner, 1996) que, de modo análogo ao processo da seleção natural descrito por Darwin, refere que os comportamentos também podem-se alterar por ocorrências relacionadas com os mesmos.

Sendo assim, eventos antecedentes e consequentes do comportamento são identificados na análise funcional do repertório apresentado pela criança. Os indivíduos com autismo agem de várias maneiras no ambiente e seus comportamentos são modelados pelas consequências destas ações. Assim, alguns padrões são selecionados e outros, eliminados. O principal objetivo da terapia com o método ABA é focar no reforço de comportamentos adequados e substituir os indesejáveis. Isso porque muitas vezes são instalados padrões de comportamento inadequado que impedem a criança de evoluir (Roane *et al.*, 2016).

Diversas habilidades são trabalhadas durante todo o processo terapêutico, dentre elas: os comportamentos sociais, como comunicação funcional e contato visual, comportamentos acadêmicos que são requisitos para escrita, leitura, interpretação e matemática. Além disso, o objetivo também é desenvolver e treinar habilidades de vida diária (Roane *et al.*, 2016).

A redução de comportamentos como as estereotipias, autolesões, agressões também fazem parte de todo o tratamento, já que esses comportamentos interferem na integração e desenvolvimento do indivíduo não só com o diagnóstico de TEA, mas também com outras síndromes e transtornos que apresentam deficiência intelectual.

A estratégia principal das terapias é gerar comportamentos que estimulem a plasticidade cerebral e consequentemente novos recursos que possam gerar novas conexões, estabelecendo assim, uma via de mão dupla (Dawson *et al.*, 2012).

Durante todo o tratamento ABA, o ensino individualizado e intensivo das habilidades necessárias para a vida em sociedade é trabalhado não apenas para uma melhor qualidade de vida, mas principalmente para independência e autonomia do indivíduo (Fulton *et al.*, 2014). As sessões devem ser feitas de maneira naturalista e incluindo, o máximo possível, o ambiente da criança (casa e escola) para promover generalização da aprendizagem. A modificação do comportamento deve sempre estar inserida no contexto natural nas atividades, de uma forma lúdica e prazerosa para a criança.

O Modelo Denver de Intervenção Precoce (ESDM) é baseado, integralmente, na Análise Aplicada do Comportamento (ABA). Foi considerado, em 2012, como uma das 10 maiores descobertas da área médica, apontada pela revista Times. Trata-se de uma abordagem de intervenção com comprovação científica que aperfeiçoa o desenvolvimento de crianças com autismo com idades entre 1 a 5 anos. Prioriza a construção das interações sociais da criança, a espontaneidade e habilidade de engajamento com o outro, o que a leva à construção de vínculos de afeto de forma positiva e natural (Fulton *et al.*, 2014).

Intervenções com base no ESDM promovem melhoras significativas na cognição, linguagem e no comportamento adaptativo. A intervenção precoce intensifica a atenção às pessoas e aumenta a motivação para o engajamento em interações sociais. As melhoras nos comportamentos sociais estão associadas às alterações nos padrões de atividades cerebrais (Dawson *et al.*, 2012).

Tendo em vista a dinâmica do desenvolvimento típico, o ESDM tem como objetivo ajudar a criança a aprender em todos os momentos do dia, porque explora de forma ativa e retém as oportunidades de aprendizagens, através do interesse espontâneo pelo outro. As atividades sociais são motivadoras e ajudam na construção da cognição social. Considerando a influência dessas relações no desenvolvimento infantil, é possível notar que muitas crianças com TEA ficam prejudicadas pela dificuldade de construção de vínculo e interesse restrito. Assim, as oportunidades de aprendizagem são limitadas pela falta da troca social.

Os primeiros sinais comportamentais do TEA podem ser observados quando a criança ainda é bebê, logo, quanto mais cedo a intervenção se iniciar, menores serão as dificuldades decorrentes do TEA. As pesquisam apontam que a estimulação precoce melhora as capacidades sociais, cognitiva, comunicação e a motivação para interação social e ajuda a criança a desenvolver de forma mais rápida as competências exigidas seja no ambiente escolar, familiar e na sociedade.

O ESDM de intervenção precoce em indivíduos com TEA considera a criança um agente ativo dentro do brincar, e as atividades escolhidas para aquisição de novas habilidades estão diretamente relacionadas com a motivação e escolha da criança e todas as tentativas são validadas até que se chegue ao objetivo final. Dessa forma, o parceiro de jogo consegue incentivar e tem a possibilidade de aumentar a frequência de um comportamento esperado ou espontâneo da criança. Todo esse processo ocorre de forma natural e com afeto positivo estimulando o "gostar" e "querer" como recompensa social. O parceiro (ou terapeuta) tem como objetivo encontrar as fontes de prazer da criança para que a interação se torne um reforçador da brincadeira. Uma criança motivada tem maior probabilidade de aprender.

O programa de intervenção deve ter uma criteriosa avaliação inicial por meio de um *curriculum* que aborda as competências exigidas para a idade, e tem como base o estudo da trajetória do desenvolvimento de crianças típicas. O procedimento de ensino é construído de forma individualizado para demarcar passo a passo do aprendizado que deve ser seguido diariamente. Desta forma, o método permite ser usado em variados ambientes, como na escola, terapia, em casa e por todos que acompanham a criança; sendo assim, a família tem suma importância nessa parceria e é imprescindível para a eficácia do tratamento.

A orientação dos pais é importante não somente para a conscientização dos sintomas do TEA, mas também sobre como estimular no dia a dia as competências da criança. Quando os pais dominam a intervenção há maior probabilidade de manutenção dos ganhos adquiridos nos programas de intervenção. Por isso, as intervenções devem ser realizadas no consultório de psicólogos especialistas, em casa e também nas escolas.

Na escola, as crianças com TEA frequentemente apresentam comportamentos desadaptativos, como autoagressões e comportamentos estereotipados. Estes comportamentos são ainda mais problemáticos em contextos de grupo, na medida em que perturbam o programa de aprendizagem e colocam a criança em maior risco de exclusão social, tornando muito difícil seu progresso e seu acesso às configurações educacionais convencionais.

Os programas terapêuticos devem incluir a intervenção no contexto escolar com treino de professores e uso de acompanhante terapêutico treinado e que seja supervisionado pelo terapeuta responsável pelo caso, com o objetivo de promover o desenvolvimento infantil em todos os seus domínios, em particular na comunicação expressiva e receptiva em grupo e gerenciamento dos comportamentos inadequados.

O terapeuta da escola também deve ser treinado na gestão da atenção da criança, deixando claro o que é esperado dela, fornecendo consequências a seus comportamentos de forma estimulante, mas modulando a excitação da criança. Deve criar rotinas interessantes, engajamento didático por meio de atividades conjuntas, respondendo com sensibilidade a todas as tentativas de comunicação do aluno.

Portanto, a intervenção para o TEA envolve diferentes esferas em círculos interconectados: atendimento em casa, atendimentos na clínica, escola, orientação de pais e equipe multidisciplinar integrada.

A maneira como os caminhos neuronais se formarem nos primeiros anos determinará a capacidade que o cérebro terá por toda a vida. É importante, nessa fase, que a criança receba a melhor estimulação possível. É importante que os pais e profissionais tenham metas e objetivos concretos, que devem ser construídos junto com a equipe que cuida da criança. É necessário traçar planos para o tratamento do TEA, de onde se pretende chegar, para que todos caminhem na mesma direção.

Mesmo quando o cérebro tem alterações importantes é possível a estimulação de novos caminhos. A formação de novas redes neuronais poderá acontecer de forma mais lenta, mas há capacidade de evolução, desde que se tenha assistência especializada adequada.

TRATAMENTO MEDICAMENTOSO

CAPÍTULO 14

Eloisa Helena Rubello Valler Celeri

O avanço das intervenções comportamentais e educacionais precoces e intensivas no transtorno do espectro autista (TEA) tem favorecido melhor prognóstico, com menos crianças iniciando a escolarização ainda não verbais e mais crianças podendo frequentar classes regulares.

Por outro lado, por se tratar de uma condição crônica e muitas vezes incapacitante, há, justificadamente, um desejo por tratamentos farmacológicos efetivos que possam favorecer o prognóstico destas crianças e adolescentes. Este desejo pode levar a um entusiasmo prematuro por agentes farmacológicos ou intervenções que parecem, num primeiro momento, promissores, mas que não conseguem demonstrar sua efetividade ao serem avaliados com o rigor do método científico.

Intervenções farmacológicas bem indicadas podem auxiliar no aprendizado escolar e facilitar as intervenções terapêuticas, além de possibilitar o manejo de certos comportamentos mais graves e desafiadores, favorecendo o funcionamento social.

Os alvos farmacológicos principais incluem comorbidades como ansiedade, depressão, TDAH, irritabilidade e comportamentos disruptivos, auto e heteroagressivos, comportamentos semelhantes ao transtorno obsessivo compulsivo (TOC; comportamentos repetitivos ou estereotipias) e problemas de sono.

As medicações mais utilizadas são: haloperidol, clonidina, psicoestimulantes, antidepressivos tricíclicos, inibidores seletivos da recaptação de serotonina, anticonvulsivantes (estabilizadores de humor) e antipsicóticos atípicos.

O uso de psicofármacos deve ser considerado pensando-se no custo-benefício, ressaltando-se que o uso de medicação associado à orientação de pais é sempre mais eficaz que o uso apenas da medicação.

Antes de se iniciar o tratamento medicamentoso, deve-se considerar os fatores abaixo:

- Começar por afastar comorbidade clínica (dor, infecções, sintomas gastrointestinais, cáries dentárias, convulsões, efeito colateral de medicações).
- Se o que se procura atingir são os sintomas próprios do autismo, a intervenção deve ser comportamental.
- Se os sintomas têm a ver com dificuldades de comunicação, a intervenção preconizada deve ser comportamental ou fonoaudiológica.
- Se os sintomas estiverem associados a estressores psicossociais (estressores familiares, trauma, mudanças especialmente de cuidadores, professores, dificuldades em expressar emoções), a intervenção deve envolver a família.
- Em se tratando de um sintoma de uma comorbidade psiquiátrica, o uso de psicofármaco deve ser considerado.

ANTIDEPRESSIVOS

São a classe de psicofármacos mais prescritos para indivíduos com TEA, particularmente os inibidores seletivos da receptação de serotonina (ISRS). Entretanto, os estudos com rigor metodológico são poucos e seus efeitos colaterais frequentes, incluindo sintomas gastrointestinais, ganho de peso, problemas de sono e agitação.

Estas medicações são prescritas visando o controle de comportamentos repetitivos, irritabilidade, humor depressivo e sintomas ansiosos. Seus efeitos em crianças e adolescentes são mais significativos em relação aos sintomas de ansiedade, depressão e irritabilidade (quando esta é parte da clínica de uma síndrome depressiva ou ansiosa) associados ao TEA, não se mostrando úteis no tratamento de comportamentos repetitivos e estereotipias (King et al., 2009).

Recomenda-se escolher um ISRS com meia vida mais curta, como citalopram, escitalopram ou sertralina, pois o risco de efeitos colaterais em crianças é alto (alguns estudos sugerem taxas de até 50%; White et al., 2009), especialmente de ativação. Os sintomas de ativação incluem inquietação, diminuição da necessidade de sono, impulsividade, mudanças de humor, labilidade, irritabilidade, agressividade que surge 2 a 3 dias após início do uso ou aumento da dose, havendo necessidade de suspensão imediata da medicação, pois estes sintomas não melhoram com o tempo.

Os antidepressivos tricíclicos (clomipramina, imipramina e nortriptilina) têm sido utilizados no TEA no tratamento de sintomas de hiperatividade e ansiedade. Entretanto, os efeitos colaterais são frequentes em razão de suas propriedades anticolinérgicas e antiadrenérgicas, que levam a problemas de retenção urinária, constipação intestinal, irritabilidade, efeitos cardiovasculares e fadiga.

ANTIPSICÓTICOS

Seu uso para controle de irritabilidade, agressividade, agitação, estereotipias e comportamentos repetitivos tem sido cada vez mais frequente, apesar de seus efeitos colaterais. Antipsicóticos atípicos ou de segunda geração, são considerados atualmente medicação de primeira linha, sendo os mais estudados a Risperidona e o Aripiprasol.

Risperidona. Recomenda-se iniciar o tratamento com doses baixas 0,25 ou 0,5 mg/dia, com doses máximas de 3-4 mg/dia, com a maioria dos indivíduos respondendo com doses entre 1-2 mg/dia.

Deve-se esperar pelo menos 2 semanas antes de avaliar a resposta. Os principais efeitos colaterais são ganho de peso (mais proeminente no início do tratamento), sedação, efeitos extrapiramidais e aumento da prolactina (geralmente este aumento é assintomático, não limitando, necessariamente, a continuidade da prescrição). Os efeitos metabólicos a longo prazo devem ser motivo de preocupação e incluem síndrome metabólica e diabetes tipo 2.

Aripripazol. Estudos recentes têm demonstrado eficácia também em relação a sintomas de hiperatividade e comportamentos repetitivos (Marcus et al., 2009). Deve-se iniciar com doses baixas (2,5 mg ao dia) e ir aumentando vagarosamente até melhora dos sintomas-alvo. É importante ressaltar que crianças com TEA costumam ser muito sensíveis a efeitos colaterais, sendo os mais comuns: fadiga, sonolência, sintomas gastrointestinais, ganho de peso e sintomas extrapiramidais.

Clozapina. Útil no controle de comportamentos disruptivos graves. Seus principais efeitos colaterais incluem diminuição do limiar para convulsão e risco de agranulocitose, sendo necessário controle frequente de hemograma (Beherec et al., 2011)

Haloperidol. É um antipsicótico típico, uma das medicações mais estudas entre os psicofármacos. É mais antigo, com perfil de efeito colateral menos favorável do que os antipsicóticos atípicos. É muito eficaz no controle de sintomas de irritabilidade e agressividade, com doses entre 0,25-4 mg/dia. Seus efeitos colaterais principais são: distonia e discinesias. Crianças com deficiência intelectual tem mais risco de apresentar efeitos adversos (Anderson *et al.*, 1989).

ANTICONVULSIVANTES

Apesar de muito utilizados, não existem evidências claras da eficácia de uso de medicação anticonvulsivante em monoterapia como estabilizador de humor (controle de irritabilidade/agressividade) em crianças com TEA. Ácido valproico parece ter possível benefício no controle da irritabilidade e comportamentos repetitivos (Hirota *et al.*, 2014).

AGONISTAS ALFA 2 ADRENÉGICOS

Clonidina. Estudos sobre o uso da clonidina para controle de sintomas de hiperatividade e impulsividade são poucos e limitados a pequenos ensaios clínicos randomizados, sendo necessário mais estudos que deem suporte à sua utilização clínica. Seus efeitos colaterais mais importantes incluem sonolência, hipotensão e fadiga. Por se tratar de uma droga com ação anti-hipertensiva, esta medicação deve ser iniciada com doses baixas (0,10 a 0,15 mg) divididas em 3 doses ao dia. O ideal é iniciar ¼ de comprimido a noite, após 4 dias passar a ¼ de comprimido de manhã e ¼ a noite e após 4 dias ¼ de manhã, ¼ a tarde e ¼ a noite. Os aumentos de dose devem ser lentos, com controle da pressão arterial e dos efeitos colaterais (Jaselskis *et al.*, 1992).

PSICOESTIMULANTES

Utilizados para controle de sintomas de hiperatividade, desatenção e comportamentos impulsivos. O maior estudo controlado com crianças e adolescentes com TEA com sintomas de hiperatividade, desatenção e comportamentos impulsivos avaliou a resposta ao metilfenidato *versus* placebo (RUPP, 2005) mostrando bons resultados, porém a porcentagem de resposta positiva foi menor que no TDAH não comórbido com TEA. Cerca de 18% dos pacientes precisaram interromper o uso por conta dos efeitos colaterais, sendo os mais frequentes: diminuição do apetite, insônia inicial, irritabilidade, crises de birra, agressividade e piora das estereotipias. Pode-se observar também piora do isolamento social. Doses mais conservadoras são preconizadas, pois costumam ser mais bem toleradas (RUPP, 2005; Pearson *et al.*, 2013).

A atomoxetina é um inibidor da receptação de noradrenalina utilizado para o tratamento do TDAH. Tem resposta pior que o metilfenidato, mas tem menos efeitos colaterais, sendo os principais: anorexia, náusea, dor abdominal, insônia e irritabilidade. Seu efeito demora alguns dias para aparecer, e as doses podem chegar à 1,2 mg/kg/dia (Harfterkamp *et al.*, 2012).

MANEJO DOS DISTÚRBIOS DO SONO

A insônia é uma queixa frequente em crianças e adolescentes com TEA e deve ser inicialmente acessada utilizando-se medidas como higiene do sono, medidas comportamentais que auxiliem a criança com TEA a lidar com as transições, hipersensibilidades, etc. Caso não de resultado, o uso de medicações pode ser considerado (Singh K *et al.*, 2015). As principais drogas utilizadas são:

- *Melatonina:* doses entre 1 e 6 mg administradas 30 minutos antes do horário de dormir. A administração deve ser mantida por longo tempo, mesmo depois que o padrão de sono tenha melhorado.
- *Clonidina:* doses entre 0,1 a 0,2 mg/dia.
- *Trazodona:* dose entre 25 a 100 mg/dia (pode causar priapismo).
- *Mirtazapina:* 7,5 a 45 mg/dia.
- *Amitriptilina:* dose entre 5 a 25 mg/dia.
- *Gabapentina:* dose entre 50 a 300 mg/dia.

CAPÍTULO 15
INCLUSÃO ESCOLAR

Maria Augusta Montenegro

Um dos maiores desafios no tratamento da criança com transtorno do espectro autista (TEA) é a inclusão escolar. Inclusão é muito mais do que fazer uma rampa na calçada ou na entrada de um prédio. Inclusão refere-se não só às atividades pedagógicas, mas também às atividades sociais e de lazer.

Na escola, inclusão deve possibilitar que toda criança ou adolescente possa frequentar a sala de aula da rede regular de ensino. Sem nenhuma exceção. A escolar deve permitir que o aluno desenvolva não só suas habilidades pedagógicas, mas também deve prepará-lo para que possa participar da sociedade como um todo. (Arruda & Almeida, 2014)

Adaptações pedagógicas fazem parte do tratamento da criança com TEA. Nem sempre a existência do TEA é óbvia (principalmente para as outras crianças) e comunicar aos colegas o que está acontecendo pode ajudar muito. É claro que isso só poderá ser feito após a permissão dos pais da criança com TEA.

Quando explicamos para classe que uma criança tem algum tipo de dificuldade e por isso tem tratamento diferenciado, elas terão mais paciência com o amigo (quando for necessário) e também vão querer ajudá-lo sempre que for preciso. É mais fácil para uma criança entender que o colega tem direito a tratamento diferenciado se ela está ciente de que existe um problema de saúde.

Quando a escola deixa claro que as pessoas são diferentes e têm necessidades diferentes, geralmente grande parte do problema é resolvido. Para crianças, é simples entender que quem não enxerga bem tem o direito de usar óculos, assim como quem tem TEA pode sair da sala caso haja dificuldade em ficar sentado muito tempo.

As outras crianças entendem que as adaptações não são feitas só porque a professora protege ou gosta mais de determinada criança. Por exemplo, muitas escolas têm uma ou duas carteiras posicionadas ao lado da mesa da professora (geralmente destinadas às crianças que precisam de mais ajuda). O aluno que não tem qualquer dificuldade pode sentir-se injustiçado por não ser convidado a sentar ao lado da professora. Mas se ele souber que o colega tem alguma dificuldade, é mais fácil entender que ele precisa sentar-se perto da professora.

A declaração de Salamanca (1994) é uma resolução das Nações Unidas que trata dos princípios, política e prática em educação especial que estabelece entre outras coisas que:

- Toda criança tem direito fundamental à educação e deve ser dada a ela a oportunidade de atingir e manter um nível adequado de aprendizagem.
- Toda criança possui características, interesses, habilidades e necessidades de aprendizagem únicas. Sistemas e programas educacionais devem ser designados e implantados para contemplar a ampla diversidade dessas características e necessidades.
- Crianças com necessidades educacionais especiais devem ter acesso à escola regular, que deve acomodá-las através de uma pedagogia centrada na criança, capaz de satisfazer tais necessidades.
- Escolas regulares que possuam tal orientação inclusiva constituem os meios mais eficazes de combater atitudes discriminatórias criando--se comunidades acolhedoras, construindo uma sociedade inclusiva e alcançando a educação para todos".

Muitas escolas, tanto particulares como públicas, fazem um ótimo trabalho de inclusão escolar. No caso das escolas públicas, as escolas municipais têm-se destacado com um excelente programa de inclusão. Entretanto, ainda é preciso muita melhora em todas as esferas acadêmicas.

Um dos maiores desafios é a inclusão escolar de crianças e adolescentes a partir do 6º ano do ensino fundamental. O ritmo mais acelerado das aulas e o aumento progressivo da exigência acabam transformando a inclusão da criança com TEA em um grande desafio.

Eventualmente, todas as adaptações escolares não serão suficientes para que o todo conteúdo pedagógico seja assimilado pela criança com TEA. Neste caso, a reprovação escolar pode ser cogitada pela escola.

De forma geral temos que ter muito cuidado quando pensamos em reprovar uma criança com TEA. É claro que o desenvolvimento pedagógico é importante, mas a socialização com os colegas também deve ser considerada. Geralmente o aluno já está adaptado e formou vínculo com alguns colegas de classe e separar-se de um amigo pode ser algo muito difícil para o paciente com TEA. Sempre devemos analisar cada caso de modo individual.

Eventualmente, a reprovação escolar pode ser prejudicial para a criança com TEA. Isso ocorre porque muitas vezes a criança se esforça muito mais do que os colegas para render menos. Nesses casos devemos valorizar o esforço e não o resultado. Desde que haja uma equipe paralela de apoio (psicopedagoga, fonoterapeuta, psicóloga ou professora de reforço escolar; dependendo de cada caso) a aprovação mantém a boa autoestima da criança e ajuda na socialização (mantém o contato com os amigos já conquistados). Isso será fundamental para que o aluno continue se esforçando para atingir o máximo de seu potencial.

Ao contrário do que muitas famílias acreditam, fazer adaptações na escola não é um favor. Fazer algumas adaptações para os alunos com necessidades especiais deve fazer parte do plano de trabalho de toda escola. A Lei número 12.764, de 27 de dezembro de 2012, deixa claro que são direitos da pessoa com TEA:

- Proteção contra qualquer forma de abuso e exploração.
- Acesso a ações e serviços de saúde, com vistas à atenção integral às suas necessidades de saúde, incluindo:

    A) O diagnóstico precoce, ainda que não definitivo.

    B) O atendimento multiprofissional.

    C) A nutrição adequada e a terapia nutricional.

    D) Os medicamentos.

    E) Informações que auxiliem no diagnóstico e no tratamento.

- Acesso à educação e ao ensino profissionalizante.
- Acesso à moradia, inclusive à residência protegida.
- Acesso ao mercado de trabalho.
- Acesso à previdência social e à assistência social.
- Quando incluída nas classes comuns de ensino regular, terá direito a acompanhante especializado (se for necessário).

Finalmente, a inclusão escolar bem-feita permite não só o desenvolvimento da criança incluída, mas também permite que as outras crianças possam vivenciar a diferença. Todos aprenderão que somos diferentes e ser diferente não significa ser melhor nem pior do que ninguém.

PERGUNTAS FREQUENTES

1. Existe uma idade específica para o diagnóstico do TEA?

Resposta: A idade do diagnóstico pode variar muito, pois casos mais leves podem ser difíceis de diagnosticar nos primeiros anos de vida.

2. A partir de qual idade é possível fazer o diagnóstico de TEA?

Resposta: Não existe idade mínima estabelecida. As manifestações de TEA podem estar presentes entre 9 e 12 meses de idade, entretanto ficam mais evidentes a partir do segundo ano de vida.

3. A criança com TEA sempre apresenta atraso de fala?

Resposta: Nem toda criança com TEA apresenta atraso de fala. 20 a 40% das crianças com TEA apresentaram desenvolvimento normal, com uma regressão da linguagem e do comportamento entre 18 e 24 meses.

4. Quais exames devem ser pedidos para confirmar o diagnóstico de TEA?

Resposta: O diagnóstico do TEA é com base na observação clínica da criança. Apesar dos grandes avanços científicos das últimas décadas, ainda não existe um marcador biológico ou exames laboratoriais que confirmem o diagnóstico do TEA. Muitas vezes alguns exames podem ser solicitados para ajudar a excluir doenças que podem estar contribuindo para os sintomas, com audiometria por exemplo.

5. TEA é mais frequente em meninas ou em meninos?

Resposta: O TEA é mais frequente em meninos.

6. Síndrome de Asperger não existe mais?

Resposta: Até a quarta edição, o manual de diagnóstico da Associação Americana de Psiquiatria (DSM-4) subdividia o autismo em cinco condições separadas: 1. transtorno autístico; 2. síndrome de Asperger; 3.

síndrome de Rett; 4. transtorno desintegrativo da infância e 5. transtorno global ou invasivo do desenvolvimento sem outra especificação. Em 2013, o DSM-5 propôs uma nova classificação, onde o termo transtorno do espectro autista (TEA) foi sugerido como termo único que inclui as várias condições anteriormente diagnosticadas separadamente.

7. **Qual a maior diferença da nova classificação proposta pelo DSM-5?**

Resposta: A classificação atual unificou e simplificou os critérios na tentativa de facilitar o diagnóstico. Além disso, a tríade anteriormente necessária para o diagnóstico do TEA virou apenas dois critérios: 1. dificuldades sociais e de comunicação e 2. comportamentos repetitivos e interesses restritos, fixos e intensos.

8. **Meu filho precisa ser medicado, ele vai ficar "dopado"?**

Resposta: Não. Eventualmente a criança pode ficar muito parada, mas isso ocorre em razão da dose excessiva da medicação. Para evitar que isso ocorra, deve-se começar com doses baixas e aumentos progressivos após reavaliação clínica.

9. **Meu filho tem TEA e precisa ser medicado, ele vai ficar viciado na medicação?**

Resposta: Não. Se a medicação for usada de forma adequada (como prescrita pelo médico) não há risco de o paciente ficar dependente da medicação.

10. **O tratamento medicamentoso do TEA é para o resto da vida?**

Resposta: Não necessariamente. Muitos pacientes apresentam mudanças e melhora de alguns sintomas ao longo da vida e em alguns casos a medicação pode ser diminuída ou até mesmo suspensa.

11. **A medicação psicoestimulante é eficaz em todos os pacientes com TEA e TDAH?**

Resposta: Não, nem todos os pacientes apresentam resposta satisfatória (melhora dos sintomas) com o uso de um psicoestimulante. Mesmo assim, um teste terapêutico muitas vezes deve ser tentado.

12. **O TEA é genético?**

Resposta: Muitos estudos indicam que o TEA pode ser genético sim. É comum mais de uma pessoa ser acometida na família.

13. Além da genética, o que mais pode contribuir na etiologia do TDAH?

Resposta: Complicações pré-natais (uso de álcool, drogas, hipertensão materna, etc.), prematuridade, lesões no sistema nervoso central podem estar associados ao TEA.

14. Toda criança com TEA tem deficiência intelectual?

Resposta: Não. Apenas uma parte das crianças com TEA tem deficiência intelectual. Alguns pacientes com TEA, inclusive, podem ter inteligência acima da média ou até mesmo ser superdotados (habilidades especiais).

15. Qual o QI da criança com deficiência intelectual?

Resposta: Abaixo de 70.

16. Qual o QI da criança com habilidades especiais (superdotada)?

Resposta: Maior do que 130.

17. As vacinas podem causar TEA?

Resposta: Não.

18. Quais vacinas são contraindicadas para a criança TEA?

Resposta: Nenhuma.

19. Dieta sem glúten faz parte do tratamento do TEA?

Resposta: Não há nenhuma evidência científica mostrando que a dieta sem glúten melhora o TEA.

20. Dieta sem caseína faz parte do tratamento do TEA?

Resposta: Não há nenhuma evidência científica mostrando que a dieta sem caseína melhora o TEA.

21. Dieta sem lactose faz parte do tratamento do TEA?

Resposta: Não há nenhuma evidência científica mostrando que a dieta sem lactose melhora o TEA.

22. Reposição oral de ômega 3 melhora os sintomas do TEA?

Resposta: Não há nenhuma evidência científica mostrando que a reposição oral de ômega 3 melhore os sintomas do TEA.

23. Reposição oral de magnésio melhora os sintomas do TEA?

Resposta: Não há nenhuma evidência científica mostrando que a reposição oral de magnésio melhore os sintomas do TEA.

24. Oxitocina traz benefício no tratamento do TEA?

Resposta: Apesar da grande divulgação na mídia, estudos científicos rigorosos, do tipo duplo-cego, randomizado não mostraram resultados benéficos para as crianças com TEA.

25. Terapia de quelação traz algum benefício para a criança com TEA?

Resposta: Além de não trazer benefícios, há o risco de efeitos colaterais como arritmias, anemia aplástica hipocalcemia e insuficiência renal.

26. Quais os principais diagnósticos diferencias da criança do TEA?

Resposta: Perda auditiva, transtorno do desenvolvimento da linguagem, deficiência intelectual, síndrome de Landau-Kleffner.

27. Quais as comorbidades psiquiátricas mais comuns na criança com TEA?

Resposta: Irritabilidade, ansiedade, transtorno do déficit de atenção e hiperatividade e transtorno opositor desafiador.

28. Epilepsia é uma comorbidade comum em crianças com TEA?

Resposta: Sim. Epilepsia é mais comum em crianças com TEA, mas geralmente as crises epilépticas respondem muito bem ao tratamento com fármacos antiepilépticos.

29. O exame de eletrencefalograma (EEG) deve ser feito rotineiramente na criança com TEA?

Resposta: Não. O EEG deve ser feito apenas se a criança com TEA apresentar alguma característica clínica específica, como por exemplo crises epilépticas ou suspeita de síndrome de Landau-Kleffner.

30. Avaliação auditiva (BERA ou audiometria) deve ser feita rotineiramente em pacientes com suspeita de TEA?

Resposta: Sim, é preciso garantir que a audição da criança seja de 100%. Caso haja qualquer alteração é necessária avaliação com otorrinolaringologista.

31. Qual a idade ideal para fazer avaliação neuropsicológica em crianças com suspeita de TEA?

Resposta: Após 6 anos de idade.

32. Qual a idade ideal para se iniciar a estimulação com fonoterapia?

Resposta: Estimulação precoce deve ser considerada sempre que houver atraso de fala, independentemente da idade da criança. Quanto mais cedo melhor.

33. A escola pode negar a matrícula de uma criança por ela apresentar TEA?

Resposta: O gestor escolar, ou autoridade competente, que recusar a matrícula de aluno com transtorno do espectro autista, ou qualquer outro tipo de deficiência, será punido com multa de 3 (três) a 20 (vinte) salários-mínimos.

34. O paciente com TEA tem direito a acompanhante especializado (tutor pedagógico) na escola?

Resposta: Sim. Pacientes com sintomas leves podem não ter necessidade de um acompanhante na escola, mas sempre que for necessário o acompanhante deverá estar presente.

35. A escola pode cobrar uma taxa extra por a criança ter TEA e necessitar de adaptações e apoio pedagógico?

Resposta: Não.

36. Os familiares devem participar do tratamento da criança com TEA?

Resposta: Sim, a participação dos familiares é muito importante no tratamento. Inclusive, muitos terapeutas passam orientações sobre atividades para os familiares fazerem em casa

BIBLIOGRAFIA

American Psychiatric Association. *Diagnostic and statistical manual of mental disorder*, 4th ed. Text rev. Washington, DC: American Psychiatric Press; 2000.

American Psychiatric Association. *Diagnostic and statistical manual of mental disorders*, 5th ed. Arlington, VA: American Psychiatric Publishing; 2013.

Amir RE, Van den Veyver IB, Wan M *et al*. Rett syndrome is caused by mutations in X-linked MECP2, encodingmethyl-CpG-bindingprotein 2. *Nat Genet* 1999;23:185-8.

Anderson LT, Campbell M, Adams P *et al*. The effects of haloperidol on discrimination learning and behavioural symptoms in autistic children. *J Autism Dev Disord* 1989;19:227-39.

Apostolou E, Hochedlinger K. How common is autism? *Nature* 2011;474:167-8.

Arruda MA, Almeida M. *Cartilha da Inclusão Escolar*. Acesso em: 2014. Disponível em: http://www.aprendercrianca.com.br/cartilha-da-inclusao/385-cartilha-da-inclusao.

Asperger H. DieAutistisehenPsychopathenimKindesalter. *Arch Psych Nervenkrankh* 1944;117:76-136.

Assumpção Jr FB, Sprovieri MH, Kuczynski E, Farinha V. Reconhecimento facial e autismo. *Arq Neuropsiquiatr* 1999;57:944-9.

Baird G, Robinson RO, Boyd S, Charman T. Sleep electroencephalograms in young children with autism with and without regression. *Dev Med Child Neurol* 2006;48:604-88.

Barnevik-Olsson M, Gillberg, C, Fernell, E. Prevalence of autism in children born to Somali parents living in Sweden: a brief report. *Developmental Medicine & Child Neurology* 2008;50:598-601.

Baron-Cohen S, Wheelwright S, Cox A *et al*. Early identification of autism by the Checklist for Autism in Toddlers (CHAT). *J R Soc Med* 2000;9:521-5.

Bauman ML. Medical comorbidities in autism: challenges to diagnosis and treatment. *Neurotherapeutics* 2010;7:320-7.

Beherec L, Lambrey S, Quilici G *et al*. Retrospective review of clozapinein the treatment of patients with autism spectrum disorder and severe disruptive behaviors. *J Clin Psychopharmacol* 2011;31:341-4.

Bello-Mojeed MA, Bakare MO, Munir K. Identification of Autism Spectrum Disorders (ASD) in Africa: need for shifting research and public health focus. In: *Comprehensive Guide to Autism*. New York, NY: Springer New York; 2014. p. 2437-53.

Berg AT, Berkovic SF, Brodie MJ et al. Revised terminology and concepts for organization of seizures and epilepsies: Report of the ILAE Commission on Classification and Terminology, 2005-2009. *Epilepsia* 2010;51:676-85.

Besag FM. Epilepsy in patients with autism: links, risks and treatment challenges. *Neuropsychiatr Dis Treat* 2017;14:1-10.

Bleuler E. In: *Dementia Praecox or the Group of Schizophrenias*. Zinkin J (translator). New York, NY: International Universities Press; 1950.

Bosa CA, Czermainski FR, Brandão L. A relação entre funções executivas e a sintomatologia dos transtornos do espectro do autismo: caso clínico. In: de Salles JF, Haase VG, Malloy-Diniz LF (Orgs.). *Neuropsicologia do desenvolvimento. Infância e adolescência*. Porto Alegre: Artmed; 2016:117-24.

Buie T, Fuchs GJ 3rd, Furuta GT et al. Recommendations for evaluation and treatment of common gastrointestinal problems in children with ASDs. *Pediatrics* 2010;125 (Suppl 1):S19-29.

Byard K, Fine H, Reed J. Taking a developmental and systemic perspective on neuropsychological rehabilitation with children with brain injury and their families. *Clinical Child Psychology and Psychiatry* 2011;16:165-84.

Carpenter M, Tomasello M. Joint attention, cultural learning, and language acquisition. Implications for children with autism. In: Wetherby AM, Prizant BM. *Autism spectrum disorders. A transactional developmental perspective*. Baltimore: Paul H. Brookes; 2000:31-54.

Cavaco NAPA. Reabilitação neuropsicológica do autismo. In: da Fontoura DR, Tisser, Bueno O et al. (Orgs.). *Teoria e prática na reabilitação neuropsicológica*. São Paulo: Vetor Editora; 2017. p. 241-57.

Chaste P, Leboyer M. Autism risk factors: genes, environment, and gene-environment interactions. *Dialogues in Clinical Neuroscience* 2012;14:281-92.

Chawarska K, Klin A, Paul, R, Volkmar F. Autism spectrum disorder in the second year of life: Stability and change in syndrome expression. *Journal of Child Psychology and Psychiatry* 2007;48:128-38.

Constantino JN, Marrus N. The early origins of autism. *Child Adolesc Psychiatr Clin N Am* 2017;26:555-70.

Courchesne E, Pierce K, Schumann CM et al. Mapping early brain development in autism. *Neuron 2007*;56:399-413.

Dawson G, Jones EJ, Merkle K et al. Early behavioral intervention is associated with normalized brain activity in young children with autism. *J Am Acad Child Adolesc Psychiatry* 2012;51:1150-9.

Declaração de Salamanca, 1994. Disponível em: portal.mec.gov.br/seesp/arquivos/pdf/salamanca.pdf

Defense-Netrval DA, Balestro JI, Milher LP, Fernandes FDM. Plano Terapêutico Fonoaudiológico (PTF) de Orientações aos Pais de Crianças Autistas. In:

Planos Terapêuticos Fonoaudiológicos (PTFs). Pró-Fono (organizadora). Barueri - SP: Pró-Fono; 2012.

Di Martino A, Zuo XN, Kelly C et al. Shared and distinct intrinsic functional network centrality in autism and attention-deficit/hyperactivity disorder. *Biol Psychiatry* 2013;74:623-32.

Down JL. *On some of the mental affections of childhood and youth.* London: J. & A. Churchil; 1887.

Dworzynski K, Ronald A, Bolton P, Happé F. How different are girls and boys above and below the diagnostic threshold for autism spectrum disorders? *Journal of the American Academy of Child & Adolescent Psychiatry* 2012;51:788-97.

ElsabbaghM, Divan G, Koh Y et al. Global prevalence of autism and other pervasive developmental disorders. *Autism Res* 2012;5(3):160-79.

Fernandes FD, Amato CA. Applied behavior analysis and autism spectrum disorders: literature review. *Codas* 2013;25:289-96.

Folstein S, Rutter M. Infantile autism: a genetic study of 21 twin pairs. *J Child Psychl Psychiatry* 1977;18:297-321.

Fombonne E. Epidemiology of pervasive developmental disorders. *Pediatric Research* 2009;65:591-8.

Foxx RM. Applied behavior analysis treatment of autism: the state of the art. *Child Adolesc Psychiatr Clin N Am* 2008;17:821-34.

Fuentes J, Bakare M, Munir K. Developmental disorders - Autism spectrum disorders. In: Rey J (Ed.). *IACAPAP e-Textbook of Child and Adolescent Mental Health.* Geneva: International Association for Child and Adolescent Psychiatry and Allied Professions; 2014. p. 1-35.

Fulton E, Eapen V, Crnčec R et al. Reducing maladaptive behaviors in preschool-aged children with autism spectrum disorder using the early start Denver model. *Front Pediatr* 2014;9;2:40.

Galdino M, Saad L, Pegoraro LF et al. Evidence of validity of the autism status examination (AMSE) in a Brazilian Sample. *J Autism Dev Disord* 2018 Mar 12.

Genton P, Bureau M, Dravet C, Roger J. Less Common Epileptic Syndromes. In: Wyllie E (Ed). *The treatment of epilepsy: principles and practice*, 2nd ed. Baltimore: Williams & Wilkins; 1997. p. 584-99.

Ghacibeh GA, Fields C. Interictal epileptiform activity and autism. *Epilepsy Behav* 2015;47:158-62.

Gillberg C, Schaumann H, Gillberg I. Autism in immigrants: children born in Sweden to mothers born in Uganda. *J Intellect Disabil Res* 1995;39:141-4.

Gillberg C, Steffenburg S. Outcome and prognostic factors in infantile autism and similar conditions: a population-based study of 46 cases followed through puberty. *J Autism Dev Disord* 1987;17:273-87.

Glickman G, Harrison E, Dobkins K. Vaccination rates among younger siblings of children with autism. *N Engl J Med* 2017;377:1099-101.

Goines PE, Croen LA, Braunschweig D et al. Increased midgestational IFN-γ, IL-4 and IL-5 in women bearing a child with autism: a case-control study. *Mol Autism* 2011;2:13.

Grodberg D, Weinger PM, Kolevzon A et al. Brief report: the Autism Mental Status Examination: development of a brief autism-focused exam. *J Autism Dev Disord* 2012;42:455-9.

Harfterkamp M, van de Loo-Neus G, Minderaa RB et al. A randomized double-blind study of atomoxetine versus placebo for attention-deficit/hyperactivity disorder symptoms in children with autism spectrum disorder. *J Am Acad Child Adolesc Psychiatry* 2012;51:733-41.

Harrington J, Allen K. The Clinician's Guide to Autism. *Pediatr Rev* 2014;35:62-78.

Hartley SL, Sikora DM. Which DSM-IV-TR criteria best differentiate high-functioning autism spectrum disorder from ADHD and anxiety disorders in older children? *Autism* 2009;13:485-509.

Hirota T, Veenstra-Vanderweele J, Hollander E, Kishi T. Antiepileptic medicantions in Autism spectrum disorder: A systematic review and meta-analysis. *J Autism Dev Disord* 2014;44:948-57.

Hultman C, Sandin S, Levine S et al. Advancing paternal age and risk of autism: new evidence from a population-based study and a meta-analysis of epidemiological studies. *Molecular Psychiatry* 2011;16:1203-12.

James S, Montgomery P, Williams K. Omega-3 fatty acids supplementation for autism spectrum disorders (ASD). *Cochrane Database Sust Rev* 2011;11:CD007992.

Jaselskis CA, Cook EH Jr, Fletcher KE, Leventhal BL. Clonidine treatment of hyperactive and impulsive children with autistic disorder. *J Clin Psychopharmacol* 1992;12(5):322-7.

Kanner L. Autistic disturbances of affective contact. *Nervous Child* 1943;2:217-50.

Kerns CM, Kendal PC, Berry L et al. Traditional and atypical presentations of anxiety in youth with autism spectrum disorder. *J Autism Developmental Disorders* 2014;44:2851-61.

Kim Y, Leventhal B, Koh Y et al. Prevalence of Autism Spectrum Disorders in a Total Population Sample. *Am J Psychiatry* 2011;168:904-12.

King BH, Hollander E, Sikich L et al. For the STAART Psychopharmacology Network. Lack of efficacy of citalopram in children with autism spectrum disorders and high levels of repetitive behaviour. *Archives of General Psychiatry* 2009;66:583-90.

Lai M, Lombardo M, Baron-Cohen S. Autism. *Lancet* 2013;6736:1-15.

Landa R. Developmental features and trajectories associated with autism spectrum disorders in infant and toddlers. In: Amaral DG, Dawson G, Gechwind DH (eds). *Autism spectrum disorders*. New York: Oxford Press; 2011.

Landau WN, Kleffner FR. Syndrome of acquired aphasia with convulsive disorder in children. *Neurology* 1957;7:523-30.

Leitner Y. The Co-occurrence of autism and attention deficit hyperactivity disorder in children – What do we know? *Frontiers in Human Neuroscience* 2014;8:268.

Levine S, Kodesh A, Viktorin A *et al*. Association of maternal use of folic acid and multivitamin supplements in the periods before and during pregnancy with the risk of autism spectrum disorder in offspring. *JAMA Psychiatry* 2018;75:176-84.

Levy SE, Hyman SL. Complementary and alternative medicine treatments for children with autism spectrum disorders. *Chil Adolesc Psychiatr Clin N Am* 2015;24:117-43.

Lezak MD, Howieson DB, Loring DW. Neuropsychological assessment, 4th ed. New York: Oxford University Press; 2004.

Li N, Chen G, Song X *et al*. Prevalence of autism-caused disability among Chinese children: a national population-based survey. *Epilepsy & Behavior* 2011;22:786-9.

Lima CB. Perturbações do espectro do autismo: Manual Prático de Intervenção. Lisboa: Lidel; 2012.

Lord C, Petkova E, Hus V *et al*. A multisite study of the clinical diagnosis of different autism spectrum disorders. *Arch Gen Psychiatry* 2012;69:306-13.

Lord C, Risi S, Lambrecht I *et al*. The autism diagnostic observation schedule-generic: a standard measure of social and communication deficits associated with the spectrum of autism. *J Autism Developmental Disorders* 2000;24:659-85.

Lord C, Rutter M, Le Couteur A. Autism diagnostic interview – revised: a revised version of a diagnostic interview for caregivers of individuals with possible pervasive developmental disorders. *J Autism Dev Disord* 1994;24:659-85.

Losapio MF, Ponde MP. Tradução para o português da escala M-CHAT para rastreamento precoce de autismo. *Rev Psiquiatr Rio Gd Sul* 2008;30:221-9.

Losapio MF, Silva LG, Pondé MP *et al*. Adaptação transcultural parcial da escala Aberrant Behavior Checklist (ABC) para avaliar eficácia de tratamento em pacientes com retardo mental. *Cad Saúde Pública* 2011;27:909-23.

Lotter V. Epidemiology of Autistic Conditions in Young Children. *Soc Psychiatry* 1966;1:124-37.

Lowenfeld V. *Creative and mental growth*. New York: Macmillan Co.; 1947.

MacDonald R, Parry-Cruwys D, Dupere S, Ahearn W. Assessing progress and outcome of early intensive behavioral intervention for toddlers with autism. *Res Dev Disabil* 2014;35:3632-44.

Madsen K, Hviid A, Vestergaard M *et al*. A population-based study of measles, mumps, and rubella vaccination and autism. *New England Journal of Medicine* 2002;347:1477-82.

Magnuson KM, Constantino JN. Characterization of depression in children with autism spectrum disorder. *J Dev Behav Pediatr* 2011;32:332-40.

Malow BA, Katz T, Reynolds AM et al. Sleep difficulties and medications in children with autism spectrum disorders: a registry study. *Pediatrics* 2016;137(S2):98-104.

Mandell DS, Novak MM, Zubritsky CD. Factors associated with age of diagnosis among children with autism spectrum disorders. *Pediatrics* 2005;116:1480-6.

Mannion A, Leader G, Healy O. An investigation of comorbid psychological disorders, sleep problems, gastrointestinal symptoms and epilepsy in children and adolescents with autism spectrum disorder. *Research in Autism Spectrum Disorders* 2013;7:35-42.

Marcus RN, Owen R, Kamen L et al. A placebo-controlled, fixed-dose study of aripiprazol in children and adolescents with irritability associated with autistic disorder. *J Am Academy Child Adolescent Psychiatry* 2009;48:1110-9.

Mateleto MRF, Pedromônico MRM. Validity of Autism Behavior Checklist (ABC): preliminary study. *Rev Bras Psiquiatr* 2005;27.

Mayes SD, Calhoum SL, Murray MJ et al. Anxiety, depression, and irritability in children with autism relative to their neuropsychiatric disorders and typical development. *Rev Autism Spectr Disord* 2011,5:474-85.

Mayes SD, Calhoun SL, Mayes RD, Molitoris S. Autism and ADHD: Overlapping and discriminating symptoms. *Research in Autism Spectrum Disorders* 2012;6:277-85.

McGuire K, Fung LK, Hagopian L et al. Irritability and problem behavior in autism spectrum disorder: A practice pathway for pediatric primary care. *Pediatrics* 2016;137(S2): e20152851L.

Menezes CG, Perissinoto J. Habilidades de atenção compartilhada em sujeitos com transtornos do espectro autístico. *Pro Fono* 2008;20(4):273-9.

Miodovnik A, Harstad E, Sideridis G, Huntington N. Timing of the diagnosis of attention deficit /hyperactivity disorder and autism spectrum disorder. *Pediatrics* 2015;136:e830-7.

Montenegro MA, Baccin CE. *Neuropediatria Ilustrada*. Rio de Janeiro: Revinter; 2010.

Mundy P, Sigman M, Kasari C. A longitudinal study of joint attention and language development in autistic children. *J Autism Dev Disord* 1990;10:115-28.

Mundy P, Stella J. Joint attention, social orienting, and nonverbal communication in autism. In: Wetherb AM, Prizant BM. *Autism spectrum disorders. A transactional developmental perspective*. Baltimore: Paul H. Brookes; 2000:55-77.

NICE. Autism: Recognition, Referral and Diagnosis of Children and Young People on the Autism Spectrum. London: Royal College of Obstetricians and Gynaecologists; 2011.

Ozonoff S, Cook I, Coon H et al. Performance on Cambridge Neuropsychological Test Automated Battery subtests sensitive to frontal lobe function in people with autistic disorder: evidence from the Collaborative Programs of Excellence in Autism network. *J Autism and Developmental Disorders* 2004;34:139-50.

Parker S, Schwartz B, Todd J, Pickering L. Thimerosal-containing vaccines and autistic spectrum disorder: a critical review of published original data. *Pediatrics* 2004;114:793-804.

Paula CS, Cunha GR, Bordini D et al. Identifying autism with a brief and low - cost screening instrument - OERA: construct of validity, invariance testing, and agreement between judges. *J Autism Dev Disord* 2017 May;48(5):1780-91.

Paula C, Ribeiro S, Fombonne E, Mercadante M. Brief Report: Prevalence of Pervasive Developmental Disorder in Brazil: A Pilot Study. *J Autism Developmental Disorders* 2011;41:1738-42.

Pearson D, Santos CW, Aman MG et al. Effects of extended release methylphenidate treatment on ratings of ADHD and associated behavior in children with autism spectrum disorders and ADHD symptons. *J Child Adolesc Psychopharmacology* 2013;23:337-51.

Pereira A, Riesgo RS, Wagner MB. Childhood autism: translation and validation of the Childhood Autism Rating Scale for use in Brazil. *J Pediatr* 2008;84:487-94.

Polderman TJ, Hoekstra RA, Posthuma D, Larsson H. The co-occurrence of autistic and ADHD dimensions in adults: an etiological study in 17,770 twins. *Transl Psychiatry* 2014;4:e435.

Polyak A, Kubina R, Girirajan S. Comorbidity of intellectual disability confounds ascertainment of autism: implications for genetic diagnosis. *Am J Med Genet B Neuropsychiatr Genet* 2015;168:600-8.

Pondé MP, Novaes CM, Losapio MF. Frequency of symptoms of attention deficit and hyperactivity disorder in autistic children. *Arq Neuropsiquiatr* 2010;68:103-6.

Preston D, Carter M. A review of the efficacy of the picture exchange communication system intervention. *J Autism Dev Disord* 2009;39:1471-86.

Reichow B, Volkmar FR, Bloch MH. Systematic review and meta-analysis of pharmacological treatment of the symptoms of attention-deficit/hyperactivity disorder in children with pervasive developmental disorders. *J Autism Dev Disord* 2013;43:2435-41.

Rivard M, Terroux A, Mercier C. Effectiveness of early behavioral intervention in public and mainstream settings: The case of preschool-age children with autism spectrum disorders. *Research in Autism Spectrum Disorders* 2014;8:1031-43.

Roane HS, Fisher WW, Carr JE. Applied behavior analysis as treatment for autism spectrum disorder. *Journal of Pediatrics* 2016;175:27-32.

Robinson E, Lichtenstein P, Anckarsäter H et al. Examining and interpreting the female protective effect against autistic behavior. *Proc Natl Acad Sci U S A* 2013;110(13):5258-62.

Roelfsema MT, Hoekstra RA, Allison C et al. Are Autism Spectrum Conditions More Prevalent in an Information-Technology Region? A School-Based Study of Three Regions in the Netherlands. *J Autism Developmental Disorders* 2012;42:734-9.

Rogers SJ, Estes A, Lord C et al. Effects of a brief Early Start Denver model (ESDM)-based parent intervention on toddlers at risk for autism spectrum disorders: a randomized controlled trial. *J Am Acad Child Adolesc Psychiatry* 2012;51:1052-65.

Rogers SJ, Vismara L, Wagner AL et al. Autism treatment in the first year of life: a pilot study of infant start, a parent-implemented intervention for symptomatic infants. *J Autism Dev Disord* 2014;44:2981-95.

Rommelse NN, Franke B, Geurts HM et al. Shared heritability of attention-deficit/hyperactivity disorder and autism spectrum disorder. *European Child & Adolescent Psychiatry* 2010;19:281-95.

Ronald A, Hoekstra RA. Autism spectrum disorders and autistic traits: a decade of new twin studies. *Am J Med Genet B Neuropsychiatr Genet* 2011;156B:255-74.

Ronald A, Simonoff E, Kuntsi J et al. Evidence for overlapping genetic influences on autistic and ADHD behaviors in a community twin sample. *J Child Psychology and Psychiatry* 2008;49:535-42.

RUPP – Research Units on Pediatric Psychopharmacology Autism Network. Randomized, controlled, crossover trial of methylphenidate in pervasive developmental disorders with hyperactivity. *Archives of General Psychiatry* 2005;62:1266-74.

Russell G, Rodgers LR, Ukoumunne OC, Ford T. Prevalence of parent-reported ASD and ADHD in the UK: findings from the Millennium Cohort Study. *J Autism Dev Disord* 2014;44:31-40.

Rutter M, Bailey A, Lord C. *Social Communication Questionnaire (SCQ)*. Los Angeles: Western Psychological Services; 2003.

Rutter M. Incidence of autism spectrum disorders: changes over time and their meaning. *Acta Paediatrica* 2005;94:2-15.

Ryberg KH. Evidence for the Implementation of the Early Start Denver Model for Young Children With Autism Spectrum Disorder. *J Am Psychiatr Nurses Assoc* 2015;21:327-37.

Salazar F, Baird G, Chandler S et al. Co-occurring Psychiatric Disorders in Preschool and Elementary School-Aged Children with Autism Spectrum Disorder. *J Autism Dev Disord* 2015;45:2283-94.

Sandin S, Hultman C, Kolevzon A et al. Advancing Maternal Age Is Associated With Increasing Risk for Autism: A Review and Meta-Analysis. *J Am Academy of Child & Adolescent Psychiatry* 2012;51:477-86.

Sathe N, Andrews JC, McPheeters ML, Warren ZE. Nutritional and Dietary Interventions for Autism Spectrum Disorder: A Systematic Review. *Pediatrics* 2017;13:e2017346.

Sato FP, Paula CS, Lowenthal R et al. Instrument to screen cases of pervasive developmental disorder: a preliminary indication of validity. *Rev Bras Psiquiatr* 2009;31:30-3.

Schopler E, Reichler RJ, DeVellis RF et al. Toward objective classification of childhood autism: Childhood Autism Rating Scale (CARS). *J Autism Dev Disord* 1980;10:91-103.

Scott FJ, Baron-Cohen S, Bolton P, Brayne C. The CAST (Childhood Asperger Syndrome Test): preliminary development of a UK screen for mainstream primary-school-age children. *Autism* 2002;6:9-3.

Simonoff E, Pickles A, Charman T et al. Psychiatric disorders in children with autism spectrum disorders: prevalence, comorbidity, and associated factors in a population-derived sample. *J Am Acad Child Adolesc Psychiatry* 2008;47:921-9.

Singh K, Zimmerman AW. Sleep in autism spectrum disorder and attention deficit hyperactivity disorder. *Semin Pediatr Neurol* 2015;22:113-25.

Skinner BF. Some responses to the stimulus "Pavlov". *Integr Physiol Behav Sci* 1996 July-Sept;31(3):254-7.

Sparrow SS, Cicchetti DV, Balla, DA. *Vineland Adaptive Behavior Scales Interview*, 2nd ed. Circles Pines, MN: American Guidance Service; 2005.

Taurines R, Schwenck C, Westerwald E et al. ADHD and autism: differential diagnosis or overlapping traits? A selective review. *Atten Defic Hyperact Disord* 2012;4:115-39.

Taylor LE, Swerdfeger AL, Eslick GD. Vaccines are not associated with autism: an evidence-based meta-analysis of case-control and cohort studies. *Vaccine* 2014;32:3623-9.

Tuchman R, Rapin I. *Autism. A neurological disorder of early brain development*. Cambridge University Press, 2006.

Tuchman R, Rapin I. Epilepsy in autism. *Lancet Neurol* 2002;1:352-8.

Vivanti G, Dissanayake C, Zierhut C, Rogers SJ. Brief Report: Predictors of Outcomes in the Early Start Denver Model Delivered in a Group Setting. *Autism Dev Disord* 2013;43:1717-24.

Volkmar F, Siegel M, Woodburry-Smith M et al. American Academy of Child and Adolescent Psychiatry Practice Parameters for the Assessment and Treatment of Children and Adolescents with Autism Spectrum Disorders. *J Am Acad Child Adolesc Psychiatry* 2014;53:337-57.

Wakefield AJ, Murch SH, Anthony A et al. Ileal-lymphoid-nodular hyperplasia, non-specific colitis, and pervasive developmental disorder in children. *Lancet* 1998;351:637-41.

Weitlauf AS, Sathe NA, McPheeters ML, Warren Z. Interventions Targeting Sensory Challenges in Children With Autism Spectrum Disorder — An Update

[Internet]. Rockville (MD): Agency for Healthcare Research and Quality (US); 2017 May.

Werling DM, Geschwind DH. Recurrence rates provide evidence for sex-differential, familial genetic liability for autism spectrum disorders in multiplex families and twins. *Mol Autism* 2015;6:27.

White SW, Oswald D, Ollendick T *et al.* Anxiety in children and adolescents with autism spectrum disorders. *Clinical Psychology Review* 2009;29:216-29.

Whitehouse AJ, Durkin K, Jaquet E, Ziatas K. Friendship, loneliness and depression in adolescents with Asperger's Syndrome. *J Adolesc* 2009;32:309-22.

World Health Organisation. International Statistical Classification of Diseases and Related Health Problems, 10th Revision (ICD-10). Geneva: WHO; 1992.

Willcutt EG, Doyle AE, Nigg JT *et al.* Validity of the executive function theory of attention-deficit/hyperactivity disorder: a meta-analytic review. *Biological Psychiatry* 2005;57:1336-46.

Yerys BE, Wallace GL, Sokoloff JL *et al.* Attention deficit/hyperactivity disorder symptoms moderate cognition and behavior in children with autism spectrum disorders. *Autism Res* 2009;2:322-33.

Zaboski BA, Storch EA. Comorbid autism spectrum disorder and anxiety disorders: a brief review. *Future Neurol* 2018;13:31-7.

ÍNDICE REMISSIVO

Entradas acompanhadas por um **q** em **negrito** indicam quadros.

A

Academia Americana de Pediatria, 20
Adaptações pedagógicas, 6
Agonistas alfa 2 adrenérgicos, 88
  clonidina, 88
Análise Aplicada do Comportamento, 55, 79
Ansiedade
  transtornos de, 59
    comportamento compulsivo, 60
    desconforto social, 59
    fobias específicas, 59
    preocupações com rotinas, 60
Anticonvulsivantes, 88
Antidepressivos, 86
Antipsicóticos, 87
  aripripazol, 87
  clozapina, 87
  haloperidol, 87
  risperidona, 87
Asperger
  síndrome de, 1
Associação Americana de Psiquiatria, 2
Atomoxetina, 55
Avaliação neuropsicológica
  no TEA, 65
    atenção compartilhada, 67
    atenção e controle de comportamento, 67
    funções executivas, 67
    linguagem, 66
    processos de memória, 67
    reconhecimento de emoções, 67
    teoria da mente, 67
Autismo
  características, **3q**
  causa, 2
  classificação, 2
  definição, 1
  descrição, 1
  diagnóstico, 2
  diagnóstico diferencial, 1

C

Caseína
  no TEA, 15
Cognição
  alteração da, 39
  avaliação formal da, 39

D

Deficiência intelectual, 37, 62
  avaliação formal da, 62
  diagnóstico de, 38
Deficiência visual, 43
  no TEA, 43
Depressão, 60
Dietas restritivas
  no tratamento do TEA, 16
Dificuldades alimentares
  em crianças com TEA, 63

Distúrbios do sono, 61
Dopamina
  papel da
    no TEA, 12

E
Eletrencefalograma
  anormalidades no, 11, 47
Epifenômeno, 47
Epilepsia
  e transtorno do espectro
    do autista, 45, **45q**
  crises, 48
  definição, 45
  encefalopatias epilépticas, 45
Escalas de triagem diagnóstica, 19
Estudos
  de neuroanatomia, 12
  e TEA, 12
  de ressonância magnética funcional
    e TEA, 12

F
Fala
  atraso na, 39
Fatores epigenéticos
  e TEA, 13
Fonoterapia, 37
  e terapia ocupacional, 71
  no TEA, 71

G
Gêmeos dizigóticos
  e TEA, 11
Glúten
  no TEA, 15
Guanfacina, 55

H
Habilidades especiais
  criança com, 63
    avaliação, 63
Hiperatividade
  e transtorno do déficit de atenção, 51
    diagnóstico de, 51, 52
    sinais e sintomas, 52

I
Inclusão escolar, 91
  declaração de Salamanca, 92
  reprovação escolar, 93
Infância
  atraso na fala na, 38
  transtornos reativos
    de vinculação da, 43
Instituto Nacional de Saúde dos EUA, 18
Intolerância alimentar
  nas crianças com TEA, 15
Irritabilidade
  e TEA, 57
    coocorrência de condições
      médicas, 58
    estressores psicossociais, 58
    falta de comunicação funcional, 58
    padrões de reforço inadequados, 58

K
Kanner
  síndrome de, 1

L
Landau-Kleffner
  síndrome de, 42
    características da, 42
    dificuldade de linguagem, 42
    sintomas, 42
Lisdexanfetamina, 54

M
Mãe Geladeira
  teoria clássica, 2
Magnésio
  no tratamento do TEA, 16
Manual Diagnóstico e Estatístico de
  Transtornos Mentais (DSM), 6
Modelo Denver de Intervenção
  Precoce, 80
  em indivíduos com TEA, 81
Mutismo seletivo
  e ansiedade, 43

N

Neurodesenvolvimento
  importância do
    no TEA, 12
Neuroimagem
  estudos no TEA, 54

O

Otite média
  sintoma principal, 41
Oxicitocina
  para pacientes com TEA, 17

P

Perguntas frequentes, 95
Piridoxina
  deficiência de, 17
  no tratamento do TEA, 16
  suplementação de, 17
Polineuropatia periférica
  e uso excessivo de piridoxina, 17
Psicoestimulantes, 54, 88
  no tratamento do TEA, 54

Q

QI
  avaliação do, 39q
Quelação de metais pesados
  na terapia do TEA, 17
Questionário de Comunicação Social, 21

R

Reet
  síndrome de, 2

S

Síndrome
  de Asperger, 1
  de Kanner, 1
  de Landau-Kleffner, 42
  de Reet, 2
Sono
  distúrbios do, 61
    manejo dos, 89

Suplementação alimentar
  no tratamento do TEA, 16, 17
Surdez /perda auditiva, 41
  avaliação, 41

T

Terapia comportamental
  no TEA, 23, 79
Terapia ocupacional
  no TEA, 75
    integração neurossensorial, 76
    principais objetivos, 75
Transtorno da comunicação social, 43
Transtorno de neurodesenvolvimento, 3
Transtorno do espectro
  autista (TEA), 2
  avaliação neuropsicológica, 65
    abordagem, 65
    investigação, 66
    nível intelectual, 68
  diagnóstico, 27
    avaliação, 32
      instrumentos utilizados na, 34
    características para, 30
    classificação, 28
      sistemas de, 29
    definição, 27
    devolutiva diagnóstica, 35
    precoce, 33
      manifestações, 33
      sinais preocupantes, **34q**
  diagnóstico diferencial, 37
    deficiência intelectual, 38
    avaliação do QI
      resultado, **39q**
    característica do
      desenvolvimento, **40q**
    deficiência visual, 43
    fatores para o, 37
    mais importantes, 38
    mutismo seletivo e ansiedade, 43
    síndrome de Landau-Kleffner, 42
    surdez/perda auditiva, 41
    transtorno da comunicação
      social, 43

transtorno do desenvolvimento
  da linguagem, 41
  características, **41q**
transtornos reativos de
  vinculação da infância, 43
epidemiologia, 5
  apresentações clínicas, 6
  avaliação diagnóstica, 5
  critérios diagnósticos, 5
  diferenças entre os sexos, 7
    fatores de risco, 8
      e de proteção, 8
      risco de recorrência, 9
  frequência, 5
    nos países
      em desenvolvimento, 6
  prevalência, 6
e epilepsia, 45
  achados no eletrencefalograma, 47
    anormalidades, 47
  diagnóstico, 47
  sintomas secundários, 47
etiologia, 11
  achados, 12
  estudos, 12
  fatores, 11
    epigenéticos, 13
  mecanismos de, 11
e transtorno do déficit de atenção e
  hiperatividade, 51
  alterações, 52
  diagnóstico, 51
  genética e meio ambiente, 53
  neuroimagem, 54
  tratamento farmacológico, 54
  tratamento não farmacológico, 55
fonoterapia e terapia ocupacional, 71
inclusão escolar, 91
outras comorbidades, 57
  ansiedade, 59
  deficiência intelectual, 62
  depressão, 60
  dificuldades alimentares, 63
  distúrbios do sono, 61
  habilidades especiais, 63
  irritabilidade e problemas
    comportamentais, 57
  problemas gastrintestinais, 63
  transtorno de oposição, 61
perguntas frequentes, 95
terapia comportamental, 79
tratamento medicamentoso, 85
  anticonvulsivantes, 88
  antidepressivos, 86
  antipsicóticos, 87
  psicoestimulantes, 88
triagem e intervenção precoce, 19
  diagnóstico de, 22
  escalas diagnósticas, 19
    de triagem, 20
      ferramentas utilizadas, **20q**
  Questionário de Comunicação
    Social, 21
  sinais e sintomas, **22q**
vacinas, caseína, glúten, etc., 15
  associação, 18
  dietas restritivas, 15
  evidências científicas, 16
  sintomas, 16
  suplementação, 17
  tratamento(s), 18, 23
    alternativos, 18
    terapia ABA, 23
Triagem do TEA
  ferramentas mais utilizadas para, **20q**

V

Vacina(s)
  caseína e glúten, 15
  de sarampo, caxumba e rubéola
    e TEA, 8
  MMR
    e o TEA, 18
  tríplice
    e TEA, 13